はじめに

約15年前に，日本の歯科界ではカリオロジーブームが起こりました．このブームがもたらしたのは，

- 齲窩は疾患の本質ではなく結果にすぎない
- 齲蝕という疾患の本質は，脱灰が再石灰化を上回っていることである

という，齲蝕に対する考え方のパラダイムシフトでした．当然，齲蝕の治療は，修復治療一辺倒から，カリエスリスクコントロールと修復治療を両立させるスタイルへの変化が求められましたが，検査キットを用いた唾液や細菌についての検査の意義が明確にできないまま，このカリオロジーブームは終わってしまいました．

しかし，このときに紹介された「齲蝕をマネジメントしていく」というアプローチの仕方は，ブームとともに消え去っていくようなものであってはならず，筆者の診療室では，その後も根幹となる考え方はぶれずに，臨床を展開していきました．

当院では，約20年前よりコンピュータのデータベースソフトを用いて，臨床疫学データを蓄積してきました．ある日，学生時代の恩師からそのデータを解析してみないかというお話をいただき，カリエスリスクについてさまざまな切り口で考える貴重な機会を得ました．

本書は，そのときのカリエスリスクに関する考察や，多岐にわたる日常臨床に必要な知識を，初学者にもわかりやすいようにまとめたものです．

齲蝕のマネジメントは，これからの歯科医療に必須のもので，そのかなりの部分を担っているのが歯科衛生士なのです．「歯科医院はむし歯を詰めてもらうところ」というイメージを「歯科医院は口の健康を管理してくれるところ」へと変化させていくことに本書が役立てば，これにまさる喜びはありません．

2015年9月

伊藤　中

本書は『月刊デンタルハイジーン別冊 歯科衛生士のためのカリオロジー』(2015年発行) を底本に，一部修正・加筆をし，書籍として発行したものです．

Contents

Chapter 4 症例から学ぶカリエスマネジメントの実践

Column

Page Design & Illustration ● 株式会社ビーコム，堀川直子，TDL
The Journal of Dental Hygiene EXTRA ISSUE SELECTION/Cariology for the Dental Hygienist

Chapter 1

齲蝕とはいかなる疾患なのか

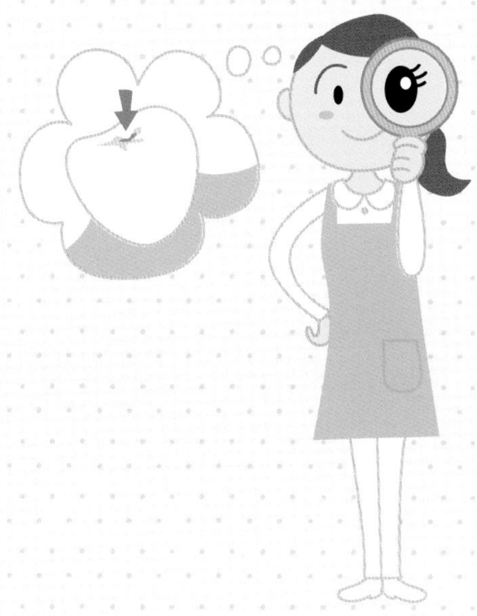

齲蝕の本質は「脱灰が再石灰化を上回っている口腔内環境」です．齲蝕を管理，予防していくうえで必須となるこの考え方を，カリオロジーの基礎知識とともに学んでいきましょう！

1 齲蝕と齲窩は異なる

❶「むし歯は恥ずかしい……」

読者の皆さんは，齲蝕の治療と聞いて，どのようなイメージをおもちになるでしょうか？ 真っ先に思い浮かぶのは「削って詰める」治療ではないでしょうか？

診療室におみえになる患者さんの多くも「むし歯は削って詰めれば治る」と思っています．しかし一方で，一度詰めた歯であっても再び齲蝕になる可能性があることは，私たち医療従事者だけでなく，患者さんもちゃんと認識しています．そして「齲蝕の再発」は患者さん自身のホームケアの不足や食生活の乱れ，歯の質が弱いから……などという理由で片づけられていました．つまり，齲蝕発生のほぼ100%が患者さんの要因に帰せられていたのです．「齲蝕は患者さんの不注意によって起こるものである」という考え方ともいえます．だから多くの齲蝕を経験してこられた患者さんは，口腔内をみせるときに「恥ずかしい」とおっしゃることがあります．これは，考えてみればおかしなことです．風邪をひきやすいからといって，恥ずかしいとは思いませんね．齲蝕を病気だと考えていない，これまでの歯科医療のあり方を反映しているのだと思います．齲蝕を疾患だと考えれば，私たち歯科医療従事者にできること（しなくてはならないこと）はたくさんあるはずだし，患者さんが「恥ずかしい」と思うこともなくなるでしょう．

❷ 齲蝕の本質

齲蝕に対する望ましい対応は，歯の実質欠損を充塡することだけでなく，その背景にある疾患の本質の部分を改善することです（A）．つまり，以前は齲蝕の本質を「齲窩」であると考えていたのに対して，現在では「齲蝕病変を生じさせた口腔内環境」と考えられているのです．もちろん，修復治療は必要です．しかし，修復治療によって「齲蝕という疾患」は解決しない，言い換えると「齲蝕と齲窩は異なるのだ」ということを私たち自身が強く認識し，患者さんにもそのことを粘り強く伝えていかなければ，現状は何も変化しないでしょう．

修復治療は，歯を萌出してきたときと同じ状態には戻してくれません（B）．修復物はいってみれば「道具」です．口腔内のような過酷な環境で，1つの道具が何十年も機能しつづけることは奇跡なのかもしれません．萌出時にできるだけ近い状態で歯を維持していくために何をしていけばよいのか，それを皆さんといっしょに考えていくことが本書の目的です．

See! ➡1-2
齲蝕病変を生じさせる口腔内環境

参考文献

1）熊谷　崇・熊谷ふじ子・Bratthall Douglasほか：クリニカルカリオロジー．医歯薬出版，1996.
2）今里　聡監，林　美加子，伊藤中編：削るう蝕 削らないう蝕．クインテッセンス出版，東京，2013.

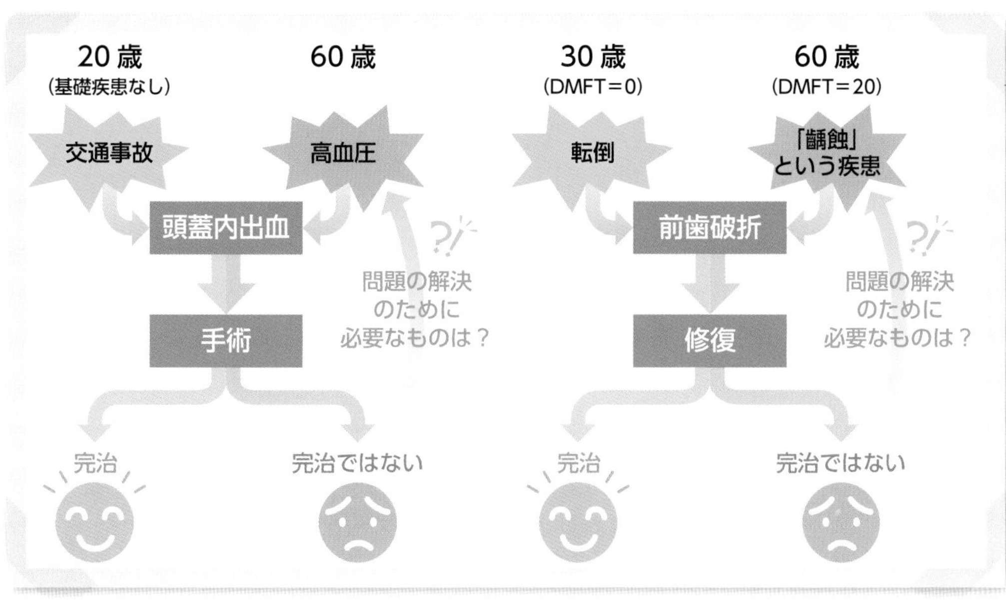

A 組織破壊への対応

組織破壊が外傷ではなく，疾患が原因で起こった場合，疾患に対応しない限り，組織破壊を起こしやすい状態が続くことになる

B 修復治療に偏った歯科治療の結果（32歳，女性）

初診時32歳の女性．破壊の進んだ口腔内である．修復物，補綴物は“鎧”ではない．「人工物が入っている歯ほど弱い」ということを肝に銘じておく必要がある

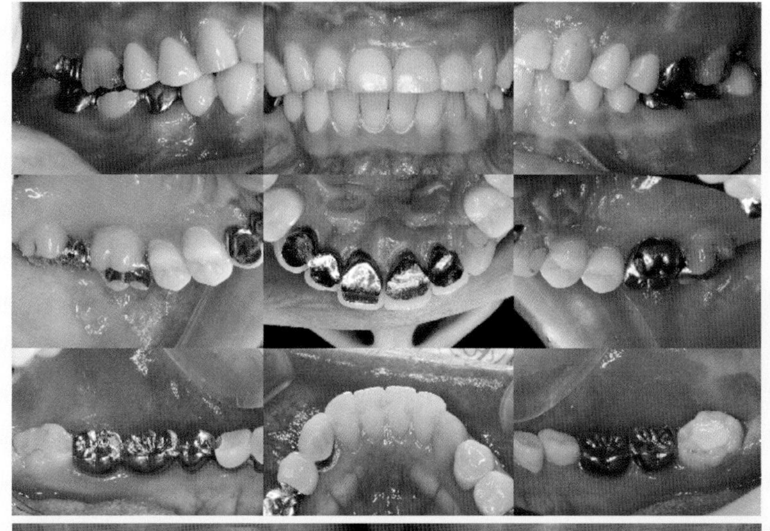

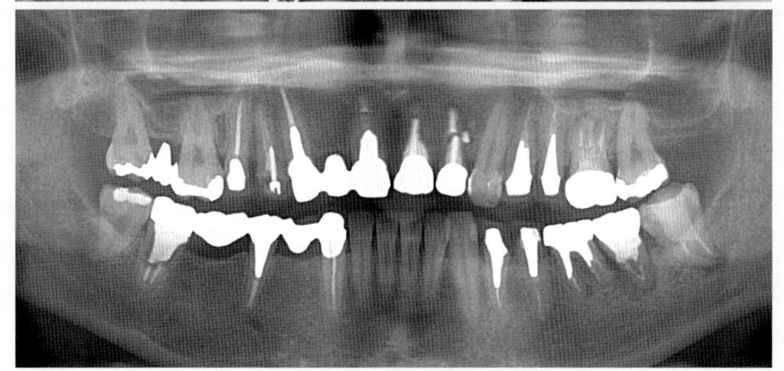

2 齲蝕とは？

齲蝕という「疾患」の本質は，脱灰と再石灰化のバランスが偏り，脱灰が再石灰化を上回っている状態が持続していることです（A）．したがって，「健康」と「齲蝕という疾患」の間には，明確な境界線は存在していません．些細な変化で口腔内の状況が大きく変化することもありえるということを，私たちはよく認識しておくべきです．

See! ➡ 2-15, 3-29
食事，食習慣

発酵性炭水化物を摂取すれば，必ず脱灰と再石灰化が起こります．脱灰自体がいけないのではなく，脱灰に見合うだけの再石灰化が起こっていない，つまり歯におけるカルシウムイオン（Ca^{2+}）やリン酸イオン（PO_4^{3-}）の収支が「赤字」になっていることが問題なのです．この収支のバランスを少なくとも「赤字」ではない状態にすることが「齲蝕という疾患」の治療目標となります．

脱灰と再石灰化はすべての人に平等に起こっている現象です（B）．したがって脱灰をさせないために，飲食回数を極端に制限するなどというアプローチはナンセンスです．

① 脱灰とは

脱灰とは，ある種の細菌が発酵性炭水化物を原料にして産生した酸（H^+）によって，歯質（ハイドロキシアパタイト）からカルシウムイオンやリン酸イオンが溶出する現象です（C）．

Check!
ハイドロキシアパタイト
エナメル質，象牙質，セメント質，骨といった硬組織の主成分で，カルシウムイオン，リン酸イオン，水酸基からできている

② 再石灰化とは

細菌によって産生された酸は，主として唾液により中和されます．酸が中和されると化学平衡により，カルシウムイオンが歯質のほうへ戻っていきます（C）．酸の中和は，おもに唾液に含まれる重炭酸イオン（HCO_3^-）によって起こります．

参考文献

1）Fejerskov O, Nyvad B, Kidd E（ed）：Dental Caries：The Disease and its Clinical Management, 3rd Edition. Wiley-Blackwell, 2015.

A 齲蝕と齲蝕病変（齲窩）

齲蝕とは，脱灰と再石灰化のバランスが脱灰に偏ったまま継続している状態であり，齲蝕病変はその結果にすぎない．したがって，歯の実質欠損を充塡することだけでなく，齲蝕病変を生じさせた口腔内環境を改善するための治療を行う必要性がある

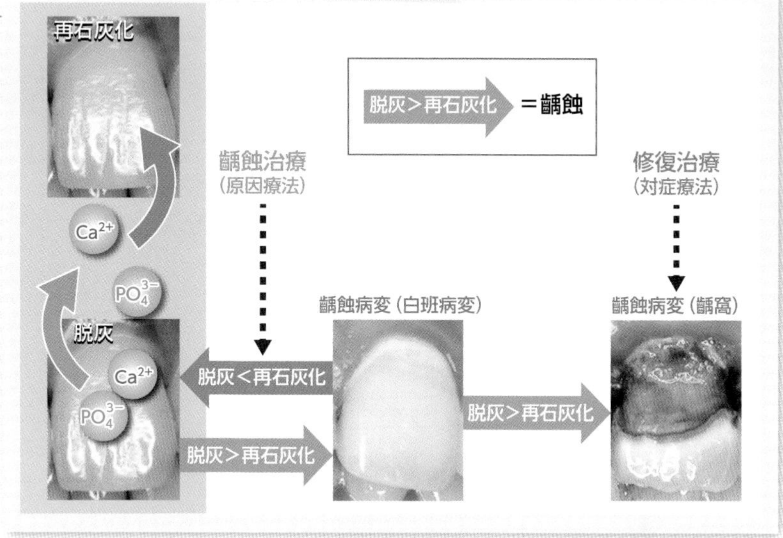

(pH)
飲食
7
6
5.7
5.5
5
4
0
時間
臨界 pH
再石灰化
脱灰

B プラーク内のpHの変化と臨界pH

プラーク中の齲蝕原性細菌が，発酵性炭水化物を取り込んで酸を産生すると，プラーク中のpHは低下し，臨界pH 以下になると脱灰が始まる

C 脱灰（溶解）と再石灰化（再結晶化）

プラーク中の細菌によって酸が産生されると，ハイドロキシアパタイトが溶解し，カルシウムイオン（Ca^{2+}）やリン酸イオン（PO_4^{3-}）が遊離する．唾液中の重炭酸イオン（HCO_3^-）の働きで酸が中和されると，唾液中のカルシウムイオンやリン酸イオンによって逆向きに化学反応が進む

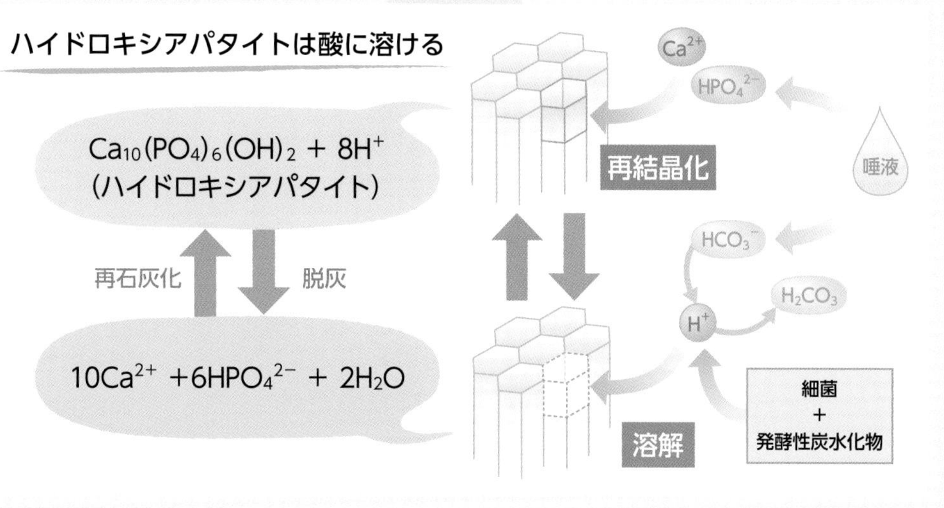

3 カリエスマネジメントの2本の柱

臨床現場での齲蝕のコントロールには2つの大きな柱があります．

① 個人単位での対応

1つは，疾患としての齲蝕に対する治療です．具体的には，「再石灰化が脱灰を上回るように口腔内の環境を整える」ことで，そのためにカリエスリスクを把握することがとても大切になります．これは個人単位での対応ということになります．

See! ➡ 3-23, 3-24
カリエスリスクアセスメント

② 1歯単位での対応

もう1つの柱は，齲窩を形成していない歯面，つまり，「健全歯面や初期齲蝕病変に実質欠損を生じさせないようにすること」です．こちらは1歯単位，歯面単位での対応ということになります．

齲窩が減少している現代においては，齲窩を形成していない初期齲蝕病変は増加していると考えられます．「齲蝕の氷山」としてたとえられているように，充塡処置を要する病変よりも，再石灰化を促進すべき病変のほうが，日常臨床における比重が増してきているといえます（A）．すでにできてしまった初期病変については，再石灰化の促進を図っていきます．「再石灰化療法」を行っていくうえで重要なことは，時間経過のなかで，再評価を繰り返していくことです．そのためには，メインテナンスが必須です．メインテナンスには，単なる経過観察だけでなく，初期齲蝕病変の再石灰化を促すような指導や処置を行い，その評価を下して，対策につなげていくという役割があります．

See! ➡ 3-35
再石灰化の促進

See! ➡ 3-33
初期齲蝕病変のモニタリング

歯面の状態を評価するための基準はいくつかありますが，視診で用いられるのがICDASです（B）．この基準を用いることで，前回よりもよくなっているのか，あるいは進行しているのかを示すことができ，修復治療をすべきかどうかの判断の一助となります．このほかにもX線写真による情報は不可欠ですが，被曝の問題があるため，メインテナンス中においては撮影のタイミングに悩むことがあります．

See! ➡ 3-34
齲蝕病変の活動性

See! ➡ 3-31
X線写真撮影の頻度

最近はX線被曝を伴わない診査機器も使用可能で，これらをうまく利用することも有効です．

See! ➡ 3-32
補助的な齲蝕病変検出機器

参考文献

1）Pitts NB：Modern concepts of caries measurement. *J Dent Res*, **83**（Suppl 1）：C43-C47, 2004.

2）Pitts NB（ed）：Detection, Assessment, Diagnosis and Monitoring of Caries. Karger, Basel, 2009.

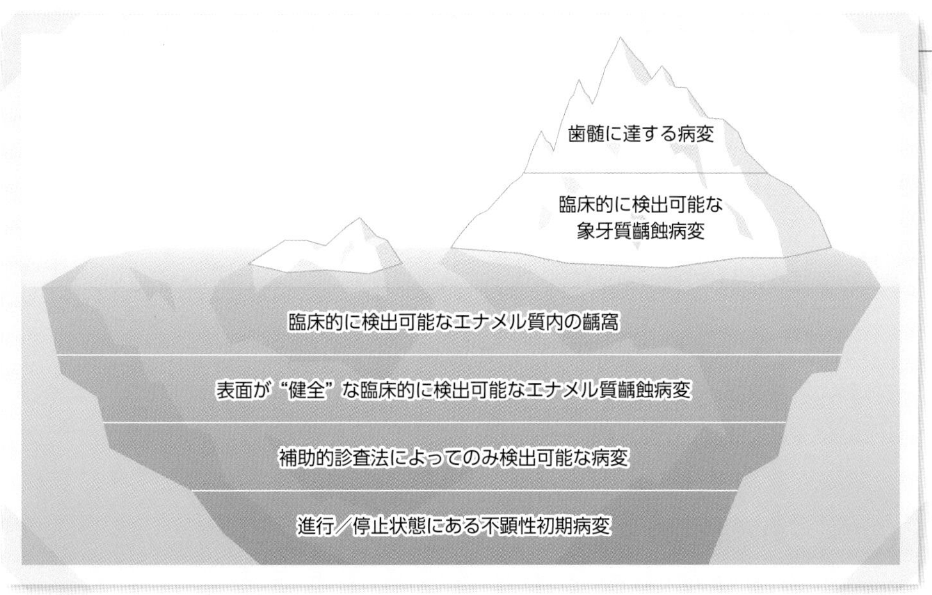

A 齲蝕の氷山

充填処置こそが齲蝕治療であると考えると，水面の上にある明らかな病変のみが治療の対象となるが，水面下にはマネジメントの対象となる病変が隠れている．現代は水面上の部分が小さく，水面下の部分が大きくなりつつある（文献1）より）

スコア	所見
0	健全歯面
1	５秒以上のエアブロー乾燥後に視認可能な初期のエナメル質の変化
2	湿潤状態でも明瞭に視認可能なエナメル質の変化
3	齲蝕に起因する限局的なエナメル質の崩壊（象牙質は見えない）
4	象牙質からの陰影（エナメル質崩壊の有無にかかわらない）
5	象牙質の見える明らかな齲窩
6	象牙質の見える広範囲にわたる明らかな齲窩

B ICDASスコア

International Caries Detection and Assessment Systemの略．非侵襲的に肉眼で歯面を評価するための基準で，初期病変の経過観察や修復治療を行うかどうかの判断の一助となる

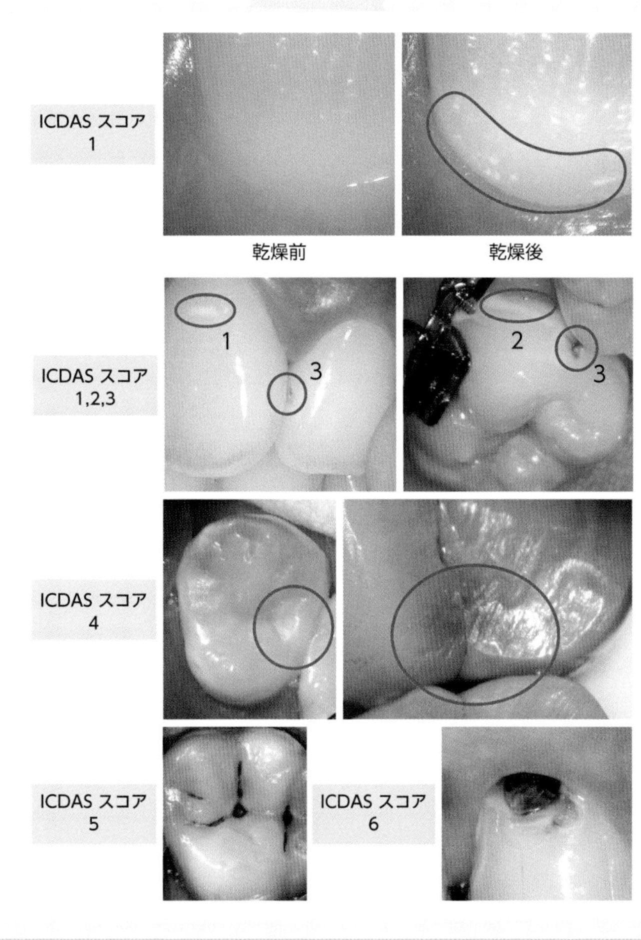

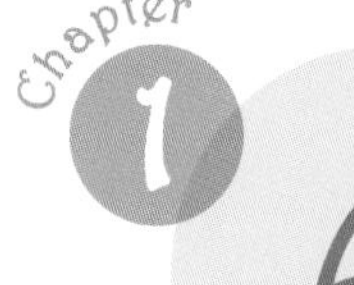

4 齲蝕の疫学

1 齲蝕経験の指標

齲蝕に関する疫学データでは，「DMFT」という指標が用いられます（乳歯列においては「dft」）．D（d）は実質欠損のある歯，F（f）は修復処置がなされている歯，Mは欠損歯を意味します．それぞれの歯数（T）を合計したのがDMFT（dft）で，智歯を含めなければ28が最大値（dftは20）ということになります．同じ基準で歯面数（S）を合計したのがDMFS（dfs）です．

2 歪んだ分布

よく「齲蝕病変は減少した」といわれ，実際に，多くの疫学データがDMFT，DMFS（dft，dfs）の減少を示しています．ただ注意しておかなければいけないのは，すべての人で同等の減少が起こったのではないということです．データをくわしく見てみると，**大多数の人々では齲蝕経験が大きく減少している一方で，ごく一部の人々に多数の病変が集中している**ことがわかります（A，B）．このような分布を「歪んだ分布（skewed distribution）」とよんでいます．この傾向は，いまも進んでいるのではないかと考えられます．

3 齲蝕は本当に減少しているのか？

疫学データを見てみると，ライフステージのなかで，齲蝕病変発生の危険性が高い年代というのもある程度推測できます．C は筆者の診療室の初診時の年齢と齲蝕経験を重ね合わせたグラフですが，齲蝕が減少しているのは若年層であること，小学校卒業ごろから齲蝕が急激に増加すること，**成人では必ずしも齲蝕が減少しているのかどうか疑問であること**，高齢になると根面齲蝕と歯の喪失でDMFTが増加してしまっていることが見てとれます．

DMFTが減少している若年者についても，明らかな齲窩が減少しているのは確かですが，反面，初期齲蝕病変は増加していると考えられます．これは，以前よりも齲蝕病変の発生時期が遅れ，さらに病変の進行速度も遅くなっていることによると考えられています．

See! ➡1-3
齲蝕の氷山

参考文献

1）Sheiham A, Sabbah W：Using universal patterns of caries for planning and evaluating dental care. *Caries Res*, **44**（2）：141-150, 2010.

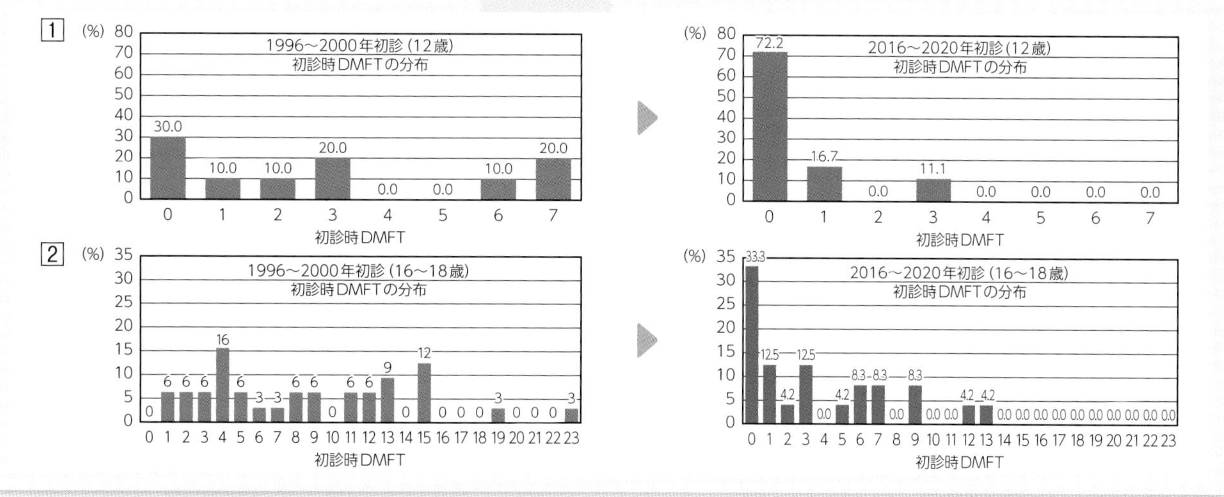

A 疾患の局在化：歪んだ分布

1初診時12歳の患者さん，2初診時16～19歳の患者さん，ここ20年で初診時DMFTの分布のピークはどんどん少ないほうに移動している．2016年以降の10歳代では，ピークはDMFT＝0で，この傾向は今後も強くなっていくと推測される（伊藤歯科クリニックデータより）

1
(%)
初診時年齢：6歳以下
直近の3年間に3回以上の
メインテナンス来院
現在年齢：14～19歳
初診時年齢：13～19歳
DMFT0 DMFT1 DMFT2 DMFT3 DMFT4 DMFT≥5

2
(%)
初診時年齢：18歳以下
直近の3年間に3回以上の
メインテナンス来院
現在年齢：20～29歳
初診時年齢：20～29歳
DMFT0 DMFT1 DMFT2 DMFT3 DMFT4 DMFT≥5

B メインテナンス患者と初診患者のDMFT分布

小児の患者さんにおいてはメインテナンスによって，局在化はさらに進む．齲蝕病変の発生は抑制され，同時に疾患の分布も偏った状態になっている．メインテナンスがいまよりも一般的になっていくことで，初診の患者さんの状態も変化していくであろう．また，若年層においてもDMFTの分布は好ましい変化を呈している（伊藤歯科クリニックデータより）

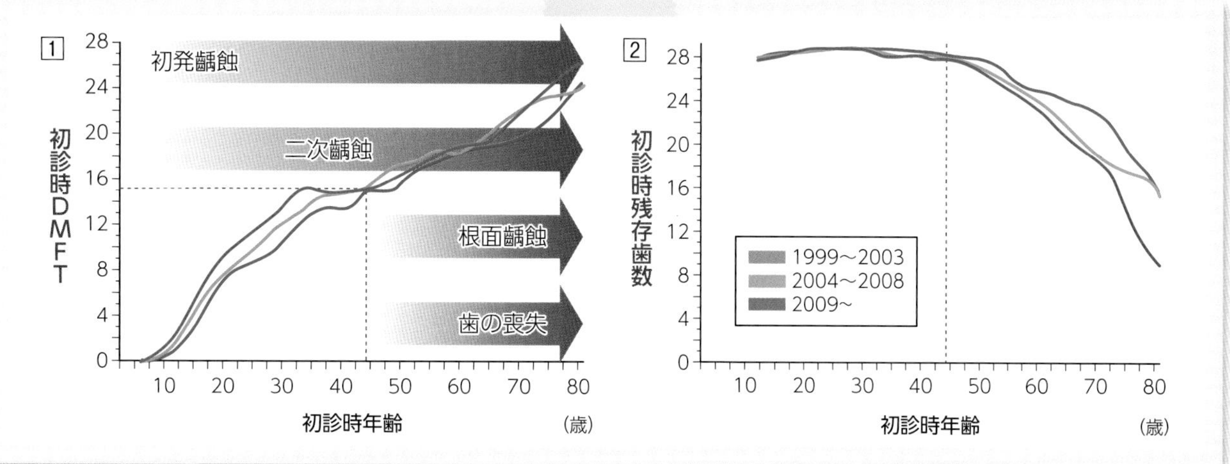

C 齲蝕経験とライフステージ

若年者のDMFTは確かに減少しているが，40歳代半ばで結局DMFTは以前と変わらないレベルに追いついてしまう．このことからも「発症の遅れ」と「進行速度の低下」が推測できる．50歳以降のDMFTの減少は，喪失歯の減少によるところが大きいと思われる（伊藤歯科クリニックデータより）

5 齲蝕病変①
歯冠部齲蝕(エナメル質，象牙質)

歯冠部の歯質はエナメル質と象牙質から成っており，両者は組成などが異なるため，それぞれにできた病変も異なる所見を呈することになります．

① エナメル質

エナメル質は歯冠の一番表層の組織で，約95%が無機質，残りは水と有機質からできています(A)．無機質の大部分はハイドロキシアパタイトです．

エナメル質の初期齲蝕病変は，「表層下脱灰」といって表面は脱灰されないままやや下層の部分が脱灰されている状態です．これは，表面のエナメル質が脱灰後に唾液などの影響で再石灰化されるためではないかと考えられています．病変はエナメル小柱の走行に沿って進行し，象牙質に到達するとその境界部で広がります．

② 象牙質

See! ➡1-7
根面齲蝕

象牙質は，エナメル質の下層から歯髄までの歯質です．無機質が約70%で，残りは水と有機質です(A)．象牙質内は象牙細管とよばれる微細な管が無数に走行しています．**齲蝕病変が象牙質に達すると，象牙細管中に細菌が侵入していくことが知られています．**一方，歯髄の最表層(象牙質に接している部分)には，象牙芽細胞が並んでいます．象牙芽細胞は象牙質を形成する細胞で，象牙芽細胞の突起が象牙細管内に入っています．また歯髄には，象牙質に無機質を供給する能力が備わっています．

したがって象牙質に齲蝕病変が及んでも，歯髄側から防御反応が起こり，透明層といわれる緻密な層が形成されます(B，C)．象牙質と歯髄は切っても切り離せない関係で**「象牙質・歯髄複合体」**とよばれ，エナメル質とは異なる配慮が必要となります．また，有髄歯と無髄歯は，病変の進行の様相も異なると考えられます．**無髄歯は，歯髄側からの防御が期待できないため，齲蝕病変が急速に進行することがあり，**より慎重な観察が必要です．

参考文献

1) 伊藤　中：象牙質に達するウ窩に対する治療～象牙質・歯髄複合体の保存をめざして～．デンタルダイヤモンド増刊，**22**(7)：166～174，1997．

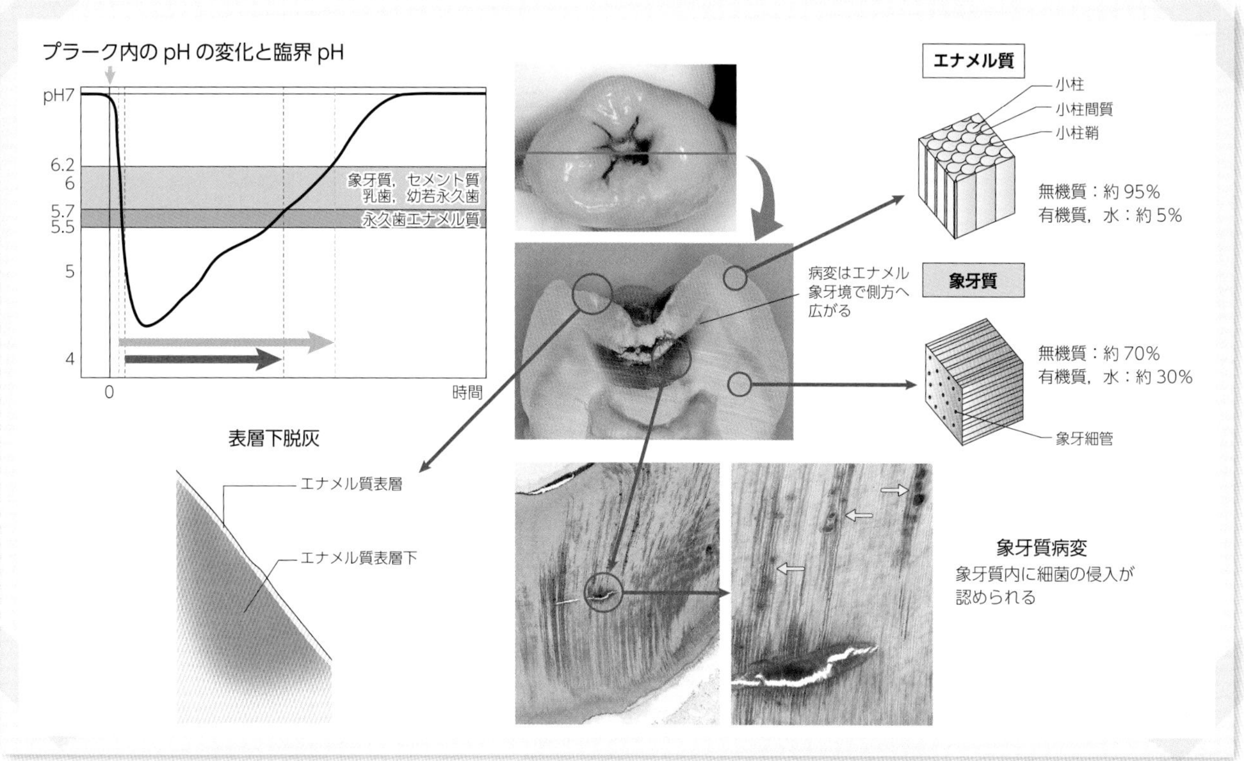

A 歯冠部の微細構造，臨界pH

エナメル質の脱灰の特徴は「表層下脱灰」である．その最表層は，唾液による再石灰化の影響を受けるため，健全な状態を保っていると考えられる．これと同じ現象はセメント質でも起こっている

各歯質の臨界pHは，永久歯エナメル質が5.5～5.7，象牙質，セメント質，乳歯，幼若永久歯が5.7～6.2

（組織標本は，大阪大学大学院歯学研究科口腔病理学教室 廣瀬勝俊先生のご厚意による）

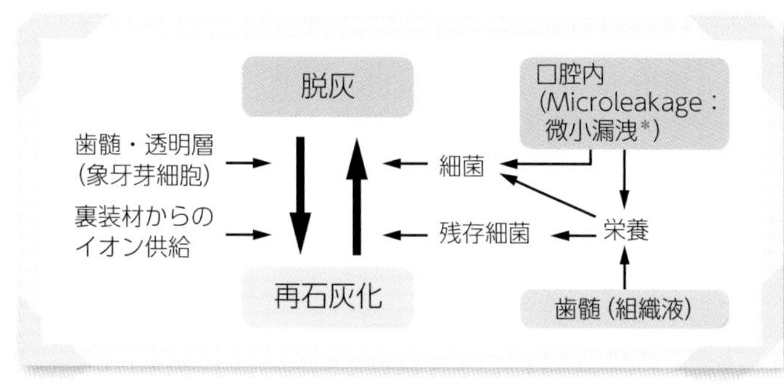

B 象牙質の脱灰，再石灰化のバランスに関与する要因

象牙質の再石灰化には歯髄の存在が不可欠である．無髄歯では，歯髄側からの無機イオンの供給が期待できないため，病変の進行は速い

＊細菌や栄養分は，歯質と修復物の境界に生じた微少漏洩から象牙質へと侵入する

C 象牙質齲蝕に対する歯髄の反応

1 軽度の象牙質齲蝕病変の慢性的な刺激に対して，象牙芽細胞は修復象牙質を形成する（⇦）

2 深い象牙質齲蝕病変に対して，歯髄の炎症所見が認められる（⇦）

（大阪大学大学院歯学研究科口腔病理学教室 廣瀬勝俊先生のご厚意による）

6 齲蝕病変②
小児～若年者，乳歯の齲蝕

See! ➡1-5
各歯質の臨界pH

乳歯や幼若永久歯は臨界pHが高く（中性域に近く），成熟永久歯エナメル質よりも脱灰が起こりやすいです．

1 乳歯列期

See! ➡Case2
ECC（Early childhood caries）

See! ➡2-19, Case3
家庭の健康観，社会・経済的要因

乳歯列期の齲蝕病変の発生はEarly childhood caries（ECC：乳歯齲蝕）とよばれ，研究の対象となっています．この年代で齲蝕が多発するリスクは，家庭の健康観や社会・経済的要因が大きいと考えられています（A，B）．臨床的には，上顎前歯部の唇面や隣接面の病変が多いと思われます．

2，3歳で前歯部（上顎）に病変を認める小児の場合は，卒乳の遅れが非常に大きく影響しているのではないかと感じています．

2 混合歯列期

See! ➡2-20
歯の形態異常，歯質の異常

混合歯列期には，萌出してくる第一大臼歯や第二大臼歯のホームケアに注意を払う必要があります．また萌出期に，形態的な異常に注意することも重要です．第二乳臼歯が脱落したときには，第一大臼歯の近心に齲蝕病変がないかどうかチェックします．また，この時期には上下顎ともに第一乳臼歯，第二乳臼歯間に発生する病変も多くみられます．

3 若年者（永久歯列完成から20歳ころまで）

最近の高校生の口腔内を見ていると，前歯部などの歯頸部の白斑病変が多いことに気がつきます（C-1）．これは，おそらくペットボトルで飲み物をすこしずつ飲む習慣と関係しているのではないかと思っています．このような齲窩を形成していない病変は脱灰を抑制し，再石灰化が促進されるように口腔内の環境を整えていくことが治療となります．

See! ➡3-31
咬翼法X線写真

またこの年齢層では，隣接面にも病変が発生することがあるため，咬翼法X線写真で，定期的にチェックをしていくことも重要です．隠れ齲蝕（hidden caries：ヒドゥンカリエス）という，視診・触診では検出しにくい病変も，X線写真で発見することができます（C-2）．このような病変は，フッ化物の普及によりエナメル質の強度が増し，破壊されにくくなったことが背景にあるのではないかと考えられています．いずれにしてもこの年代は，非常に危険な時期であるためメインテナンスのなかでしっかり管理していくことが求められます．

参考文献

1）American Academy of Pediatric Dentistry：Guideline on caries-risk assessment and management for infants, children, and adolescents. *Pediatr Dent*, **35**（5）：E157-164, 2013.

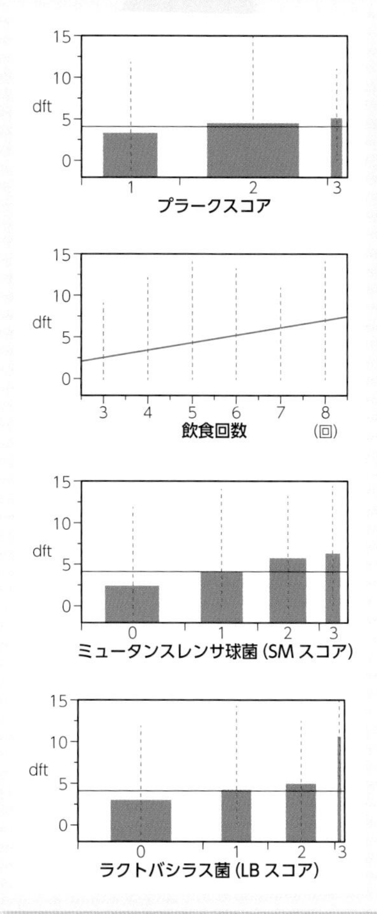

リスク要因	高リスク	中リスク	低リスク
Part 1-病歴(親/主たる養育者への問診による)			
特別なヘルスケアを要する状況(特に運動障害の有無)	あり		なし
小児の口腔乾燥の有無	あり		なし
小児の歯科医院への受診	なし	不規則	あり
小児の齲窩の有無	あり		なし
最後に齲窩ができてからの期間	12カ月未満	12～24カ月	24カ月以上
矯正装置装着の有無	あり		なし
親および/あるいは兄弟の齲窩の有無	あり		なし
親の社会・経済的地位	低	中	高
1日の砂糖の摂取頻度を含有する間食の頻度	3回以上	1～2回	0回
小児のフッ化物への曝露	フッ化物配合歯磨剤(－) 水道水フッ素化(－) 補足的フッ化物摂取(－)	フッ化物配合歯磨剤(＋) 水道水フッ素化(－) 補足的フッ化物摂取(－)	フッ化物配合歯磨剤(＋) 水道水フッ素化(＋) 補足的フッ化物摂取(＋)
小児の1日のブラッシング回数	1回未満	1回	2～3回
Part 2-臨床的評価(小児の口腔内診査による)			
歯肉炎	あり		なし
エナメル質の脱灰領域(白斑病変)	2カ所以上	1カ所	なし
エナメルの実質欠損，深い小窩裂溝	あり		なし
Part 3-補足的な検査(任意)			
X線写真で確認できるエナメル質齲蝕病変	あり		なし
ミュータンスレンサ球菌あるいはラクトバシラス菌のレベル	高	中	低

A 乳歯齲蝕経験(dft)に影響を与える要因

6歳以下でカリエスリスク検査を受けた患者さんのデータを分析してみると，乳歯列期の齲蝕経験と関連していたのは齲蝕原性細菌とプラークスコア，飲食回数であった．ホームケアや食習慣など当たり前のことを，小さいころからしっかり身につけることが重要である．棒グラフの横幅は対象者の人数の割合を示している(伊藤歯科クリニックデータより)

B アメリカ小児歯科学会カリエスリスク評価票

「フッ化物への曝露」については日本の現状とは合わないが，表を参考に問診，視診でもカリエスリスクを見積もることはできる(文献1)より)

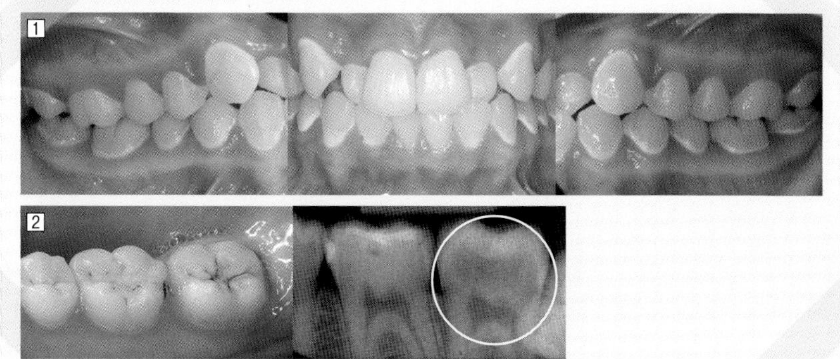

C 若年者で特に注意すべき病変

1白斑病変
歯頸部に白斑病変がみられる．中高生にはこのような白斑病変がよくみられる
2隠れ齲蝕(hidden caries：ヒドゥンカリエス)
X線写真で7に，肉眼所見からは想像もできないような，大きな齲蝕病変が観察できた．X線写真は，個人のリスクに応じて定期的に撮影したい

7 齲蝕病変③
高齢者の根面齲蝕

1 特徴

高齢者においては，加齢による歯肉退縮や歯周炎などの結果として生じた根面の露出がよくみられます．**根面は，臨界pHの低いエナメル質には覆われておらず，脱灰の起こりやすい組織です**（A）．長期間にわたり，同一の被験者を追跡した研究からは，**歯冠部齲蝕よりも，根面齲蝕が加齢とともに多くなっていく**ことが示されています．これは根面の臨界pHの高さだけではなく，口腔周囲筋の筋力の低下により口腔前庭に食物残渣が停滞したり，唾液の減少により口腔内からの酸や炭水化物のクリアランス（浄化）に時間がかかってしまうことなども関与していると考えられます．根面齲蝕のリスクファクターとしては，年齢（70歳以上），プラークコントロール不良，歯冠部齲窩（2カ所以上），根面露出（37カ所以上），口腔乾燥（主観的），唾液減少などが研究からあげられています[1, 2)]．

See! ➡1-5
各歯質の臨界pH

See! ➡2-16, 2-17
唾液クリアランス

2 治療について

根面齲蝕は，進行の程度のわりに治療が大がかりになってしまうことが特徴です．歯髄までの距離が近いため，歯冠部齲蝕よりも歯内療法が必要になる可能性は高いですし（A-2），さらに進行すれば，歯冠部が無傷であっても，歯頸部で破折して，歯冠部がまったくなくなってしまうことだってあります．また，比較的早期に発見されたとしても，部位や広がりによっては充填処置が著しく困難な場合もあります．歯周病で根分岐部が口腔内に露出しているような場合には，根分岐部が齲蝕で破壊されないように，気を配る必要があります．

このようなことを考慮すると，**根面齲蝕は，たとえ小さくても実質欠損が生じれば，できるだけ早急に充填処置を行うべきです．非侵襲的な治療の対象となるのは，ある程度の硬さをもった実質欠損のない初期病変ということになります．**

根面齲蝕も，エナメル質齲蝕と同様に，進行を停止させることができます．方法もエナメル質の場合と同じで，多くの論文がフッ化物によって根面齲蝕病変の活動性を低下させられることを示しています（B）．Gluzmanらは，31論文をレビューし，根面齲蝕の一次予防として年1回のサホライド（38%フッ化ジアンミン銀溶液）の塗布により72%の発生抑制効果が，また二次予防（進行抑制）として3カ月に1回のフッ素バーニッシュ（22,500 ppmフッ化ナトリウム，C）の塗布により67〜80%の抑制効果が得られることを示しました[3)]．

See! ➡3-34, Case7
根面齲蝕の活動性

参考文献
1）Hayes M, Da Mata C, Cole M, et al.：Risk indicators associated with root caries in independently living older adults. *J Dent*, **51**：8-14, 2016.
2）Imazato S, Ikebe K, Nokubi T, et al.：Prevalence of root caries in a selected population of older adults in Japan. *J Oral Rehabil*, **33**（2）：137-143, 2006.
3）Gluzman R, Katz RV, Frey BJ, et al.：Prevention of root caries：a literature review of primary and secondary preventive agents. *Spec Care Dentist*, **33**（3）：133-140, 2013.

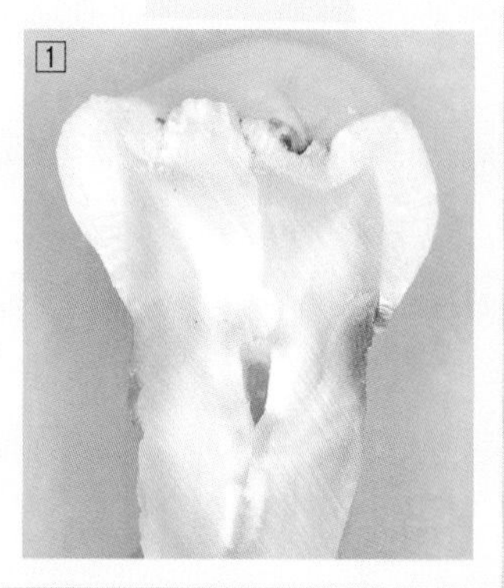

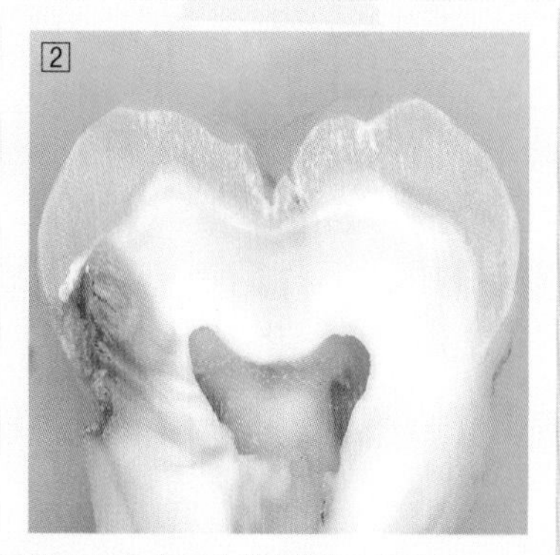

A 根面齲蝕病変

1比較的初期の病変．セメント質は厚みがないので，セメント質に限局する病変はなかなかみつからない
2根面齲蝕は歯髄までの距離が近く，進行した病変の治療は大がかりになってしまう可能性が高い

初診時
32 歳

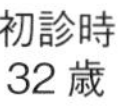
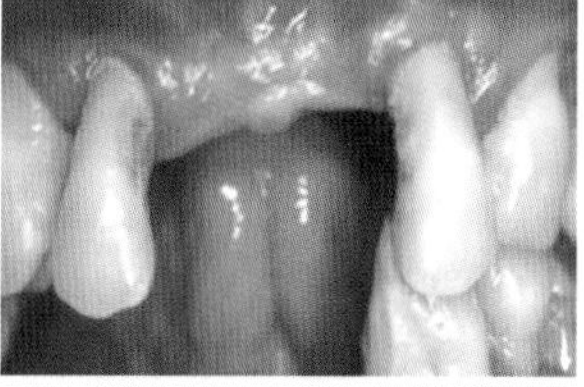
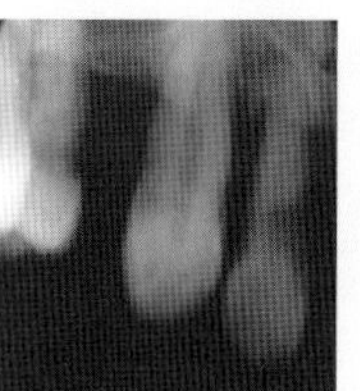

メインテナンス中
（4 年 7 カ月経過）
36 歳

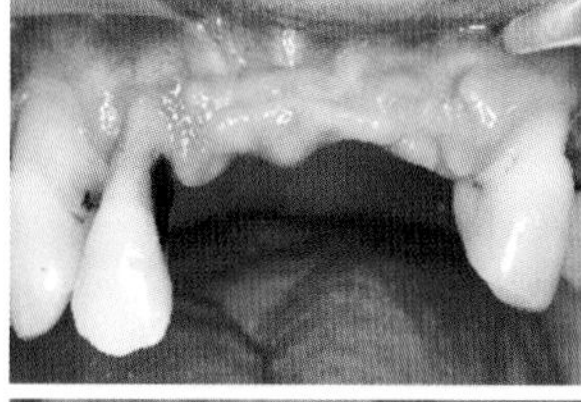
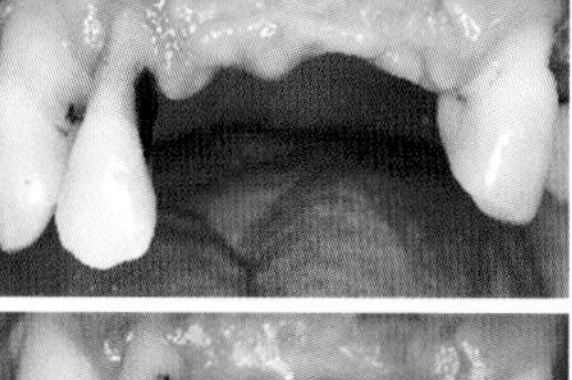

メインテナンス中
（11 年 11 カ月経過）
44 歳

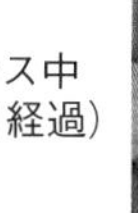
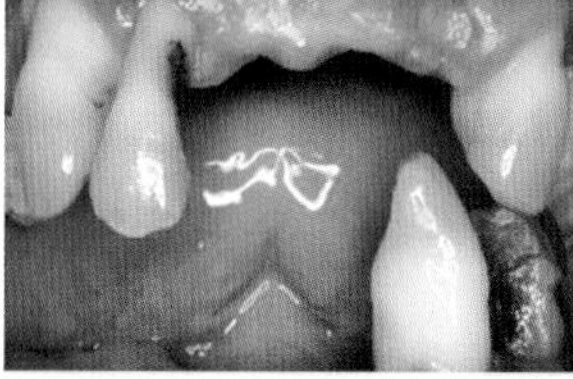
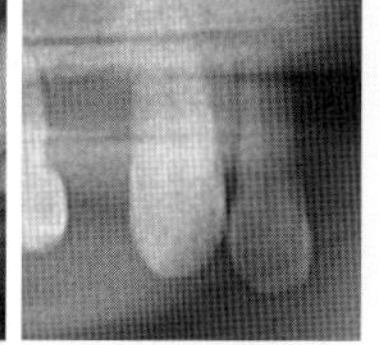

B 根面齲蝕の長期経過症例

重度に進行した侵襲性歯周炎の患者さん．抜歯を極力避けたいとの希望があったため，短い間隔でのメインテナンスをしながら「延命」を図っていた．2|近心の根面はプラークに覆われた根面齲蝕病変が認められた．病変にはサホライドを塗布し，ホームケアが向上したこともあって，病変は非活動性となった．サホライドは最後臼歯遠心など，充填処置が技術的に難しく，かつなんらかの理由で踏み込んだ処置ができない場合に有効．高齢者には便利な材料である

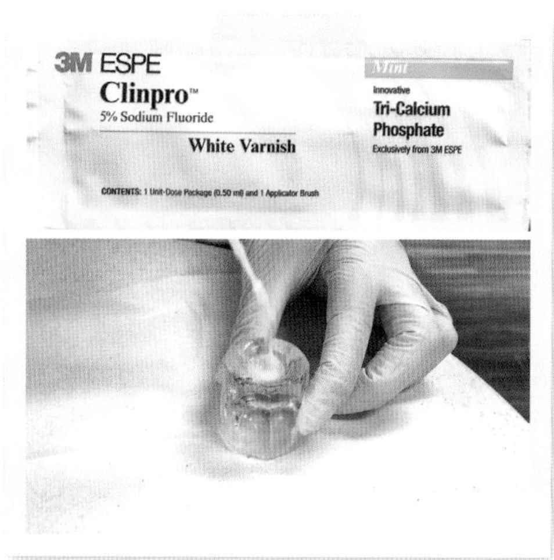

C 新しいバーニッシュ（22,600 ppm フッ化ナトリウム）

粘稠度が適度で塗布しやすい

8 齲蝕病変④ 二次齲蝕

当然のことながら，修復物を永久に使用できるわけではありません．修復物がだめになる一番の理由は，二次齲蝕です．

二次齲蝕は，発生，進行といった現象の起こり方が初発（まったく無傷の歯面に発生する）齲蝕病変と共通であり，フッ化物やプラークコントロールで抑制できるという点も同じです．さらに，関与する細菌も初発病変とよく似ていることから，二次齲蝕病変は修復物に近接している（もしくは接している）部位に発生した初発病変であると考えられるようになっています．

しかし，それぞれの病変にかかわる要因のオッズ比（A）を見てみると，両者の間には若干違いがあることがわかります．たとえば，ミュータンスレンサ球菌については，二次齲蝕病変のほうが初発病変よりも低いレベルで危険因子となっており，初発病変よりも発生しやすいことがうかがえます（B）．また，メインテナンスについても，二次齲蝕の抑制が困難であることも臨床データの分析からわかっています．それだけに，最初の修復処置をしなくてもすむように，健全歯質を守っていくことが何よりも大切です．

参考文献

1）Ito A, Hayashi M, Hamasaki T, et al.：How regular visits and preventive programs affect onset of adult caries. *J Dent Res*, **91**（7 Suppl）：52S-58S, 2012.

2）Mjör IA, Toffenetti F：Secondary caries：a literature review with case reports. *Quintessence Int*, **31**（3）：165-179, 2000.

A 初診から3年以内に初発および二次齲蝕病変が発生するリスクファクターとオッズ比

初診時に確認できた齲蝕病変の治療が完了した患者さんにおいて，初診から3年以内の初発および二次齲蝕病変に関するリスク要因は，初発病変はSMスコア3（オッズ比2.41），二次病変でDMFT（オッズ比1.11），SMスコア2以上（オッズ比2.22），LBスコア1以上（オッズ比3.04）であった

※青いバーは上下側95％信頼区間を表している．赤い線（オッズ比1.0）をまたいでいないものが統計学的に有意で，その項目のみにオッズ比を記載している

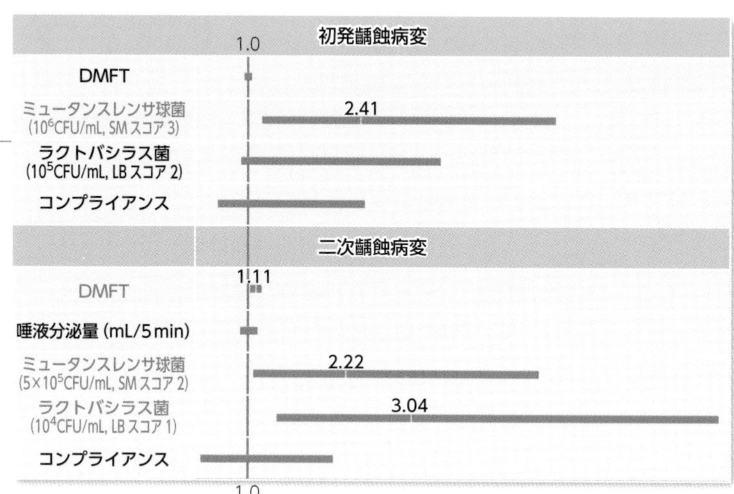

B 二次齲蝕のリスクが高い患者さん（Case 3の父親の症例）

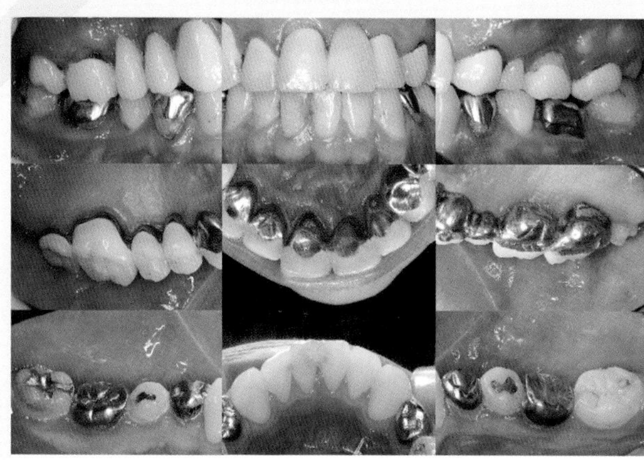

初診時38歳，男性．年齢のわりには欠損歯が多く，補綴物の目立つ口腔内である．根尖病変も認められ，カリエスリスクの高さが予想された

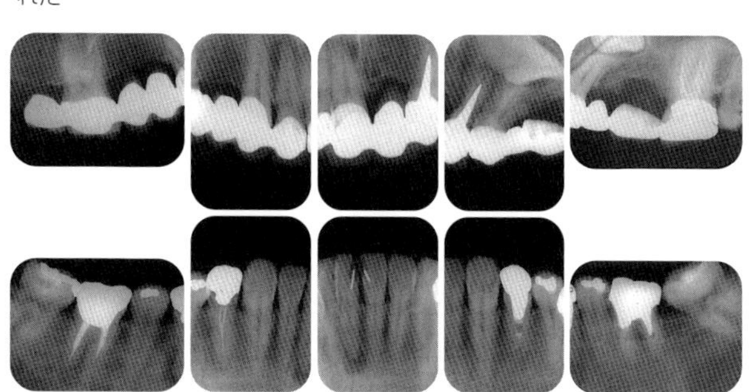

ミュータンスレンサ球菌（SM スコア）　ラクトバシラス菌（LB スコア）

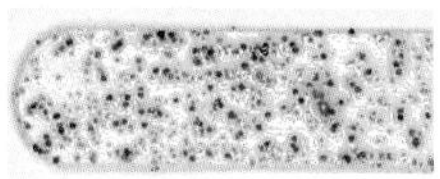

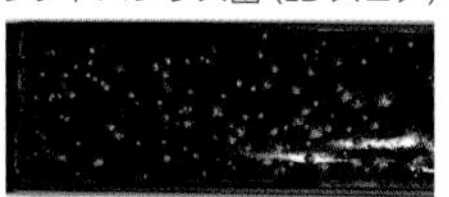

6| 近心　|4 遠心　7| 近心　|7 近心

SM，LBスコアは，二次齲蝕の危険度が高いことを示していた．特に|4 遠心は危険で，歯間ブラシを使用した歯間清掃がとても重要である

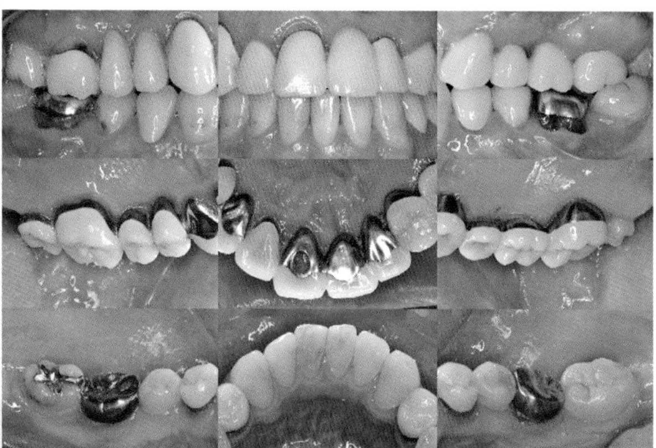

メインテナンス移行から6年経過，45歳時．就寝直前に飲食をして，そのまま眠ってしまうことがあったため注意が必要であるが，キシリトールも使用してもらい，口腔内の状態は落ち着いている．メインテナンスにも不定期ながら応じている

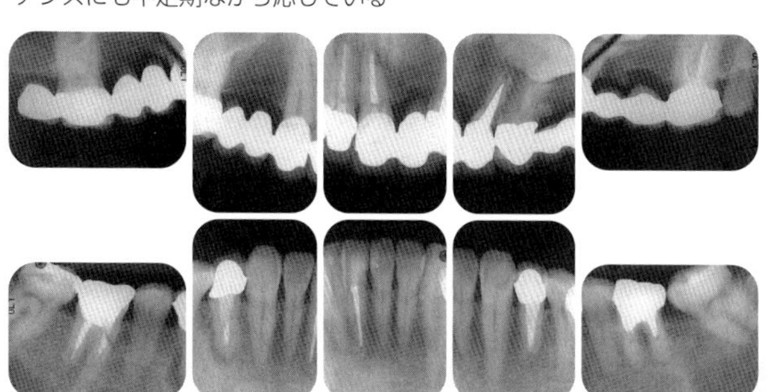

Column 1 齲蝕と遺伝

すべての疾患は遺伝的要因と環境的要因の影響を受けて発症するとされています（➡ 2-11）．例外は，遺伝的要因のみで発症する「遺伝子疾患」と，環境的要因のみで引き起こされる「事故」です（A）．齲蝕の場合は，疾患の成り立ちを考えると，環境的要因の比率がかなり大きいと考えられます．齲蝕に遺伝が関与するとすれば，唾液腺の機能と歯質の強さが思い浮かびます．

B，C の母と娘は，顔立ちや歯列弓の形などもよく似ていました．そして，二人ともカリエスリスクが非常に高い状態でした．ここで特に注目したいのが，唾液分泌量です．2人とも唾液分泌量を減少させるような全身疾患や薬剤の服用はありません．にもかかわらず，唾液分泌量は，母親が0.1mL/分未満，娘が0.3mL/分と非常に少ない状態でした．このように，直接的に齲蝕病変の発生に関与する遺伝子ではありませんが，宿主の条件を齲蝕病変の発生に有利にする間接的な遺伝子は存在しているのではないかと想像できます．

また，現在一部では，直接的に齲蝕病変の発生に関与する遺伝子を見出そうとする研究も進行しているようです．もしかしたら，将来，齲蝕のハイリスク患者を遺伝子検査で早期に同定できる時代がやってくるかもしれません．

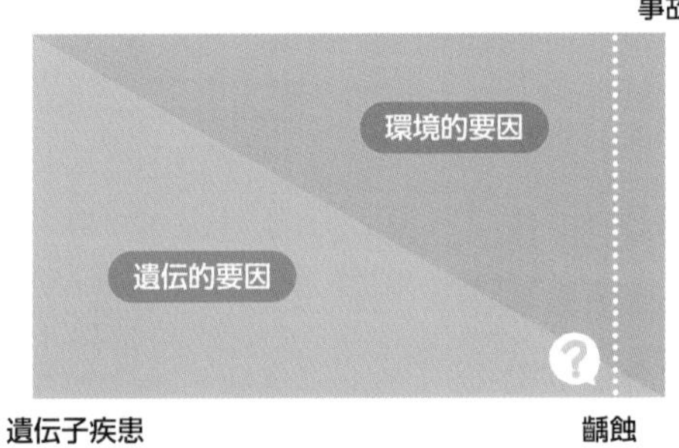

A すべての疾患は遺伝的要因と環境的要因の組み合わせで起こる

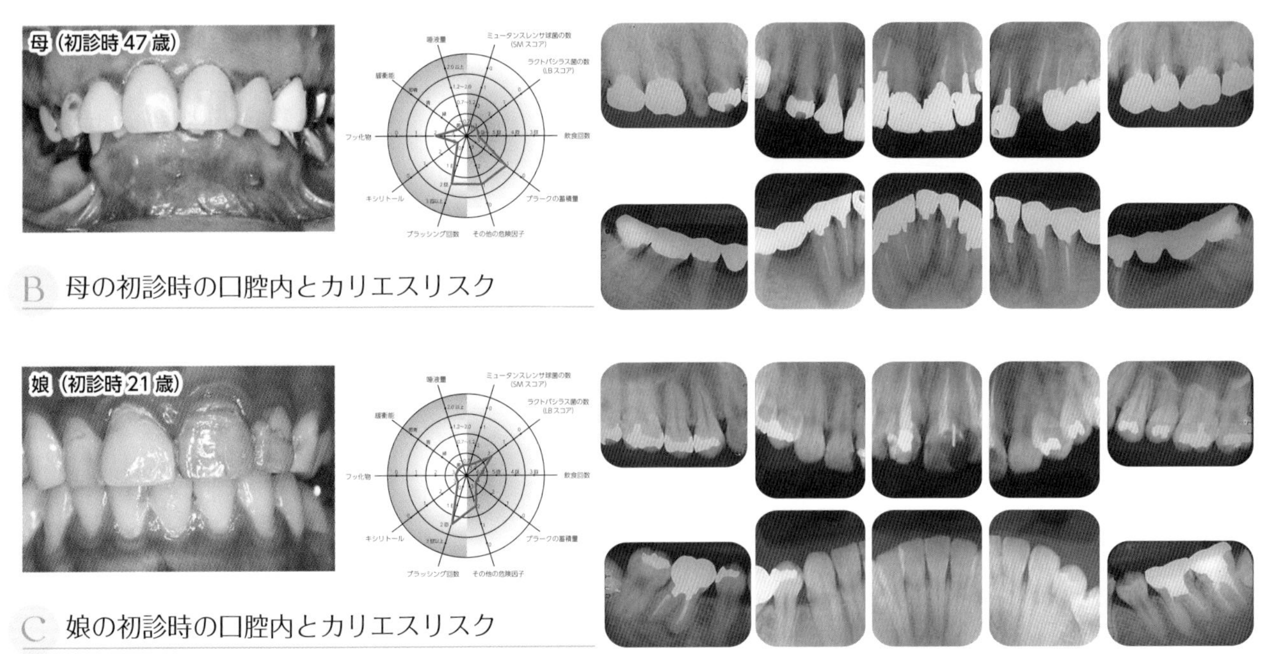

B 母の初診時の口腔内とカリエスリスク

C 娘の初診時の口腔内とカリエスリスク

Chapter 2

齲蝕の成り立ち（病因論）

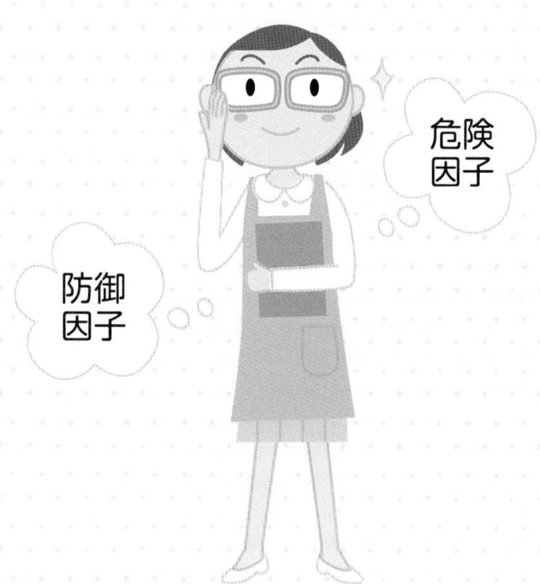

齲蝕とは，さまざまな要因が絡み合って発症する「多因子疾患」です．本章では，リスクファクター（危険因子）とプロテクティブファクター（防御因子）の観点から，齲蝕の成り立ちを解説します！

Chapter 2

9 病因論の変遷 齲蝕原性細菌の探索

齲蝕は，はるか昔から人類を悩ませてきました．そして，その病因論も長い歴史のなかで変遷を重ねてきました．なかでも，現在の考え方にもつながるような優れた学説が，1800年代の終わりにミラー（Miller）によって発表された「化学細菌説」です．この学説は，「唾液中に存在する複数の菌種が糖を発酵して，酸を産生する．その酸によって歯質が脱灰され，最終的に歯質が崩壊してしまう」というものでした．その後，予防拡大を提唱したことで有名なブラック（Black）が，歯面に付着している細菌塊を観察して「ゼラチン様細菌プラーク」と名づけました．

Check!
予防拡大
修復処置をするにあたって，裂溝などプラークの蓄積しやすい領域を，齲蝕病変が生じていなくても予防的に削って充塡範囲に含めるという考え方

ミラーと同時代に，感染症の分野では，コッホ（Koch）が病原菌を決定する際の原則を「コッホの条件」として確立しました（A）．その後，齲蝕原性細菌を特定しようとする動きが起こりましたが，コッホの条件を満たすことができず，酸産生能，耐酸性，タンパク分解能を有するラクトバシラス菌が原因菌としての地位を確立してしまいました．

しかし，1900年代半ば以降の無菌動物を利用した研究で，ラクトバシラス菌に齲蝕誘発能がないことが確認されました．ほぼ時期を同じくして，カイス（Keyes）とフィッツジェラルド（Fitzgerald）が，やはり動物実験で，コッホの条件を満たすようなレンサ球菌の一種を分離することに成功し，齲蝕が細菌感染症であることを証明しました（B）．この研究の結果を踏まえてカイスは，齲蝕病変発生に必要な要因を「カイスの輪」として示しました（C）．

さらに，ヒトの齲蝕病変から分離された細菌のうち，実験動物に齲蝕を誘発することができたレンサ球菌の存在が報告されるようになりました．このレンサ球菌が，1924年にクラーク（Clarke）が報告していたミュータンスレンサ球菌と似ていたことから，その名前がそのまま用いられ，齲蝕原性細菌として今日まで扱われています．

そして現在では，実際の人の口腔内においてカイスの輪に含まれる要因のみでは齲蝕の発症には不十分であり，脱灰を起こりやすくする危険因子の存在がクローズアップされるようになってきました．

See! ⇒ 2-10
齲蝕発症の要因

参考文献

1）Fitzgerald RJ, Keyes PH：Demonstration of the etiologic role of streptococci in experimental caries in the hamster. *J Am Dent Assoc*, **61**：9-19, 1960.

2）Keyes PH：Recent advances in dental caries research. *Int Dent J*, **12**：443-464, 1962.

3）Newbrun E：Cariology. University of Calif, San Francisco, 1974.

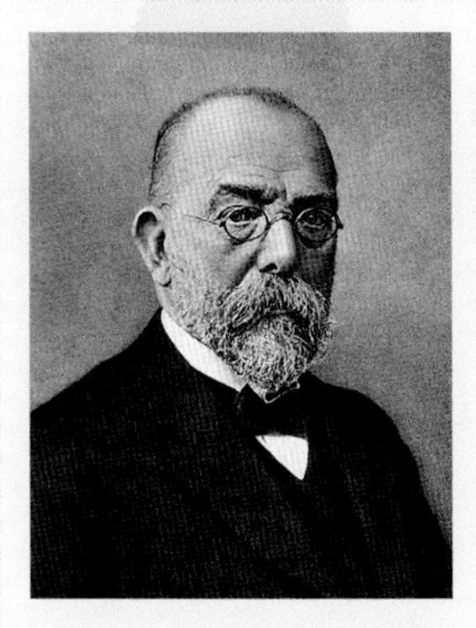

ロベルト・コッホ（1843〜1910）

「コッホの条件」

- その菌が当該感染症患者（病巣）から分離される
- その菌が他の疾患から検出されない
- 病巣から分離，培養された菌を実験動物に感染させると同一疾患が発生する

A コッホの条件

病原菌を決定する際の原則

B 齲蝕が細菌感染症であることを証明した実験

○：無菌化した齲蝕にならないハムスター

×：齲蝕が自然発生するハムスター

実験1 無菌化したハムスターと齲蝕になるハムスターを同一ケージ内で飼育すると，両ハムスターとも齲蝕が発生

実験2 無菌化したハムスターに *S. mutans* を接種すると，齲蝕が発生した

実験3 無菌化したハムスターに齲蝕になるハムスターの糞やプラークを接種すると，齲蝕が発生した

この実験により，動物実験系においては，コッホの条件をほぼ満たす細菌としてミュータンスレンサ球菌の存在が確認された（文献1）より）

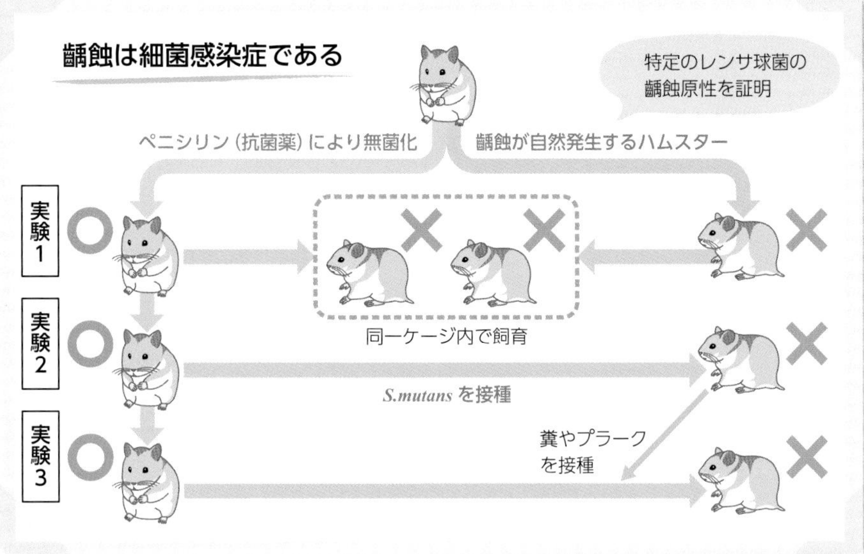

C カイスの輪と病因論の変遷

カイスは，動物実験系で齲蝕病変を発生させるために必要な要因を「カイスの輪」としてまとめたが，ヒトの口腔内においてはこれだけの要因では不十分であった．そのためにニューブランが時間の要因をつけ足したが，現在の理解では，もっと多くのリスク要因や防御因子が複雑にからみ合っていることが知られている

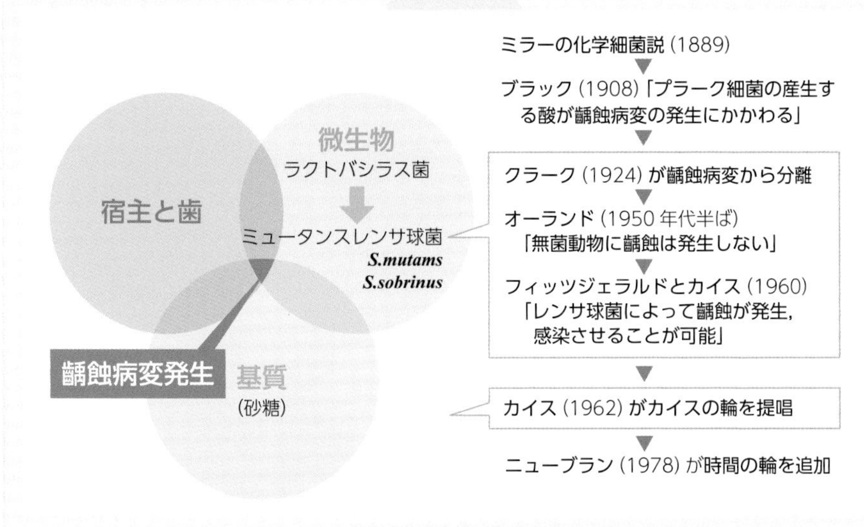

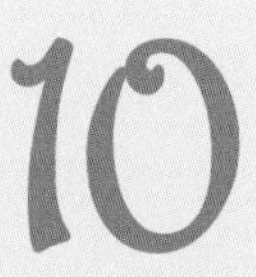

発症のしやすさ（多因子疾患）

❶ 不公平な齲蝕の発症

よく患者さんから「私は一生懸命ブラッシングをしているし，食べ方にも気をつけているのに，ちょこちょこむし歯ができてしまう．でも知っている人のなかには歯磨きもちゃんとしていないし，甘い物なんかもよく食べているのに，むし歯にならない人がいる．なんか不公平ですよねぇ」，なんて言われたりしませんか？

そうなのです．齲蝕のできやすさは不公平なのです．気をつけているのにちょこちょこ齲蝕ができる人は「ハイリスク」，いい加減なのにできない人は「ローリスク」なのでしょう．そして，ハイリスク，ローリスクである理由は人それぞれです．**大切なことは，その人がハイリスクあるいはローリスクである理由が何なのかを知ること**です．

❷ リスクファクターとプロテクティブファクター

リスクを高める要因（リスクファクター：危険因子）としては，齲蝕原性細菌が多いこと，唾液が少ないこと……などがあげられます（A）．逆にリスクをさげる要因（プロテクティブファクター：防御因子）としては，唾液量が多いこと，正しい食習慣，質の高いホームケア……などがあります．個々の患者さんについて，**マイナス要因とプラス要因を把握し，マイナス要因を減らし，プラス要因を増やしたり，強化したりすることが齲蝕の治療**となります（B）．特に小児，若年者の場合には，できるだけ早くハイリスク者をみつけだし，メインテナンス管理下に置くことの意味は大きいです．

See! ➡ 3-22
多因子疾患における因果関係

リスクファクターの改善については，好ましくない要因をすべて取り除くようなアプローチには無理があります．患者さんのライフスタイルや価値観などを考慮して，リスク改善のプログラムを立案してあげることが，歯科衛生士の重要な仕事です．

参考文献

1）Fejerskov O, Manji F：Risk assessment in dental caries. In：Bader JD（ed）. Risk assessment in dentistry. University of North Carolina Dental Ecology, Chapel Hill, 1990, 215–217.

A フェジェルスコフ（Fejerskov）とマンジ（Manji）の図

再石灰化に関与する要素や，社会・経済的要因などのリスク要因を含めたことにより，齲蝕という疾患の本質をうまく表現している．プラーク中で産生された酸によって歯質が脱灰されるという基本的なしくみに，いかに多くの要因が影響を及ぼしているかが理解できる（文献1）より）

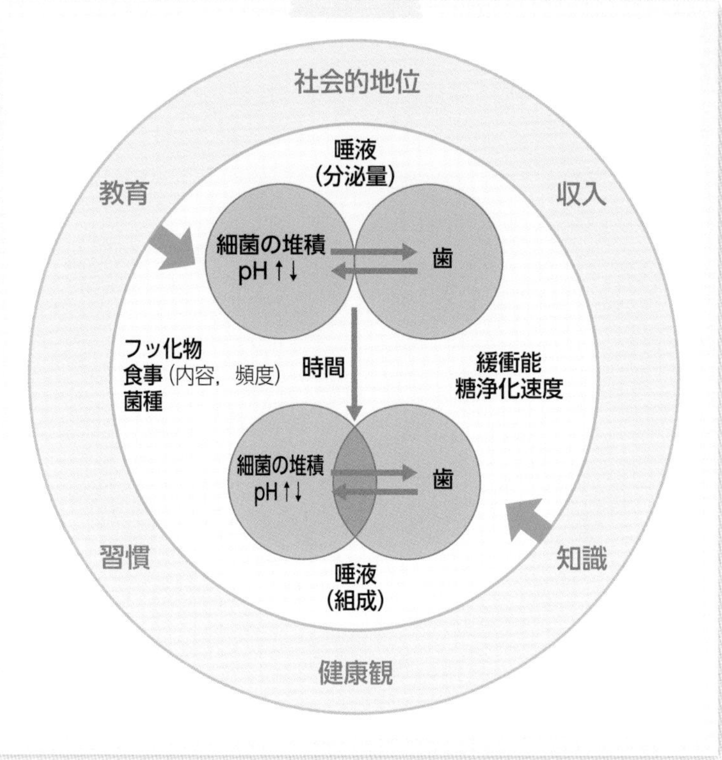

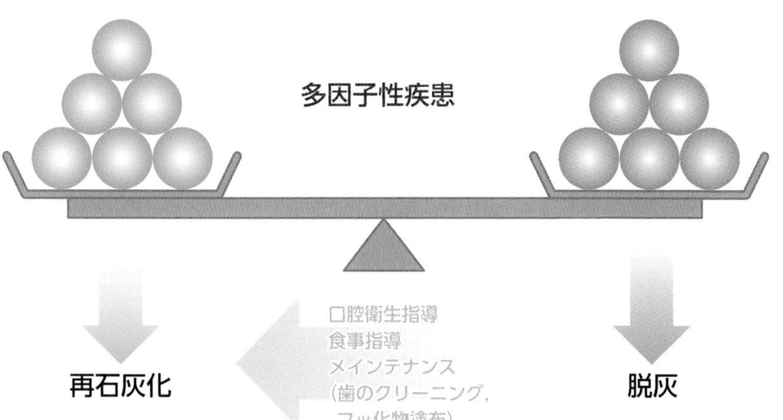

B リスクファクターとプロテクティブファクターのバランス

このシーソーのバランスを再石灰化優位にするために，何をつけ加え，何を取り除けばよいのかを考えるのが齲蝕治療である

11 口腔常在細菌叢と他のリスクの相互関連

リスクファクターは，お互いが密接に関連している場合もあります．本項では，細菌叢を中心に解説していきたいと思います．

1 常在細菌叢による健康の維持

近年，遺伝子レベルで細菌を検出，同定する手法を用いた研究が数多く行われるようになってきました．このような研究は，特に腸内細菌や皮膚の細菌について多くなされています．その結果，ヒトというのは**多数の菌種からなる常在細菌叢**（microbiome：マイクロバイオーム）**と共生して，健康を維持している**ことがわかりました（A）．そして何らかの要因によって，常在細菌叢に乱れが生じると疾患が発症したり，逆に疾患の発症により常在細菌叢に変化が生じてしまうことが報告されています．このような考えに立脚すると，齲蝕「原性」細菌よりも，齲蝕「関連」細菌のほうがふさわしいと考えられます．

2 齲蝕病変発生の生態学的プラーク仮説

齲蝕については，この考え方に似た仮説がかなり前から提唱されています．マーシュ（Marsh）らが発表した**「生態学的プラーク仮説（ecological plaque hypothesis）」**がそれです（B）．この考え方は，「頻繁な炭水化物の摂取によりプラーク内の環境が酸性になる時間が長くなり，耐酸性をもたない細菌が減少し，耐酸性を有する齲蝕関連細菌が増えてくる．その結果，炭水化物摂取時の酸性環境が強化され，齲蝕病変も発生しやすくなってくる」というものです．つまり，あるリスクファクターが細菌関連のリスクファクターを増長させているということです．

See! ➡ 2-13, 2-16
飲食回数，唾液分泌量と齲蝕原性細菌の関連

反対に，何か**1つのリスクファクターを改善することによって，長期的にみれば，細菌のリスクファクターも軽減される**ということが理論上ありえます．

齲蝕関連細菌は，一度口腔内に定着すると，常在細菌叢の一部として組み込まれてしまいます．したがって，齲蝕関連細菌を完全に除去することは不可能であり，疾患を発症しない程度に，生体の抵抗力と齲蝕関連細菌のバランスを取りつづけていかなければならないということになります．

参考文献

1）服部正平：基礎の基礎（特集 体内の細菌が作るもう一つの世界 マイクロバイオームの驚異）．細胞工学，**32**（11）：1110～1114, 2013.
2）Marsh PD, Martin MV：Oral microbiology 6th ed. Churchill Livingstone, London, 2016.
3）伊藤　中，足本　敦，小島美樹．大事なコトだけまるわかり！口腔マイクロバイオーム．インターアクション，東京，2020.

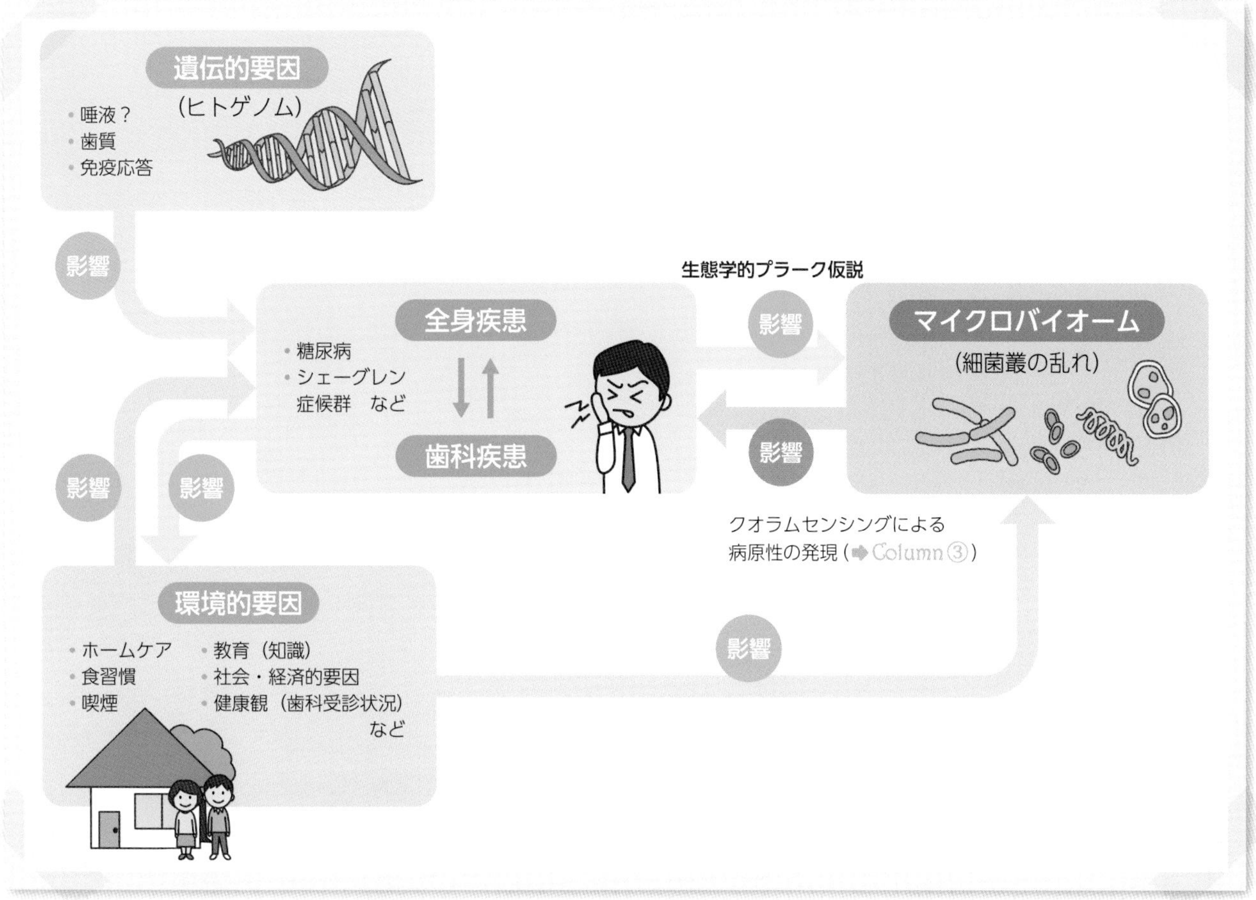

遺伝的要因
（ヒトゲノム）
・唾液？
・歯質
・免疫応答
影響
生態学的プラーク仮説
全身疾患
・糖尿病
・シェーグレン症候群　など
歯科疾患
影響
マイクロバイオーム
（細菌叢の乱れ）
影響
影響
影響
クオラムセンシングによる病原性の発現（➡Column③）
環境的要因
・ホームケア
・食習慣
・喫煙
・教育（知識）
・社会・経済的要因
・健康観（歯科受診状況）　など
影響

A　マイクロバイオームと歯科疾患

ヒトのマイクロバイオームは，さまざまな要因の影響を受けて変化していく可能性がある．細菌叢の乱れは，疾患を引き起こす可能性をもっている（文献1）を改変）

リスク低
リスク高
発酵性炭水化物
中性 pH
S. oralis
S. sanguis
再石灰化
環境的変化
生態学的変化
酸
低 pH
ミュータンスレンサ球菌
ラクトバシラス菌
脱灰
宿主（唾液）の変化
唾液分泌量減少
緩衝能低下
唾液分泌量減少

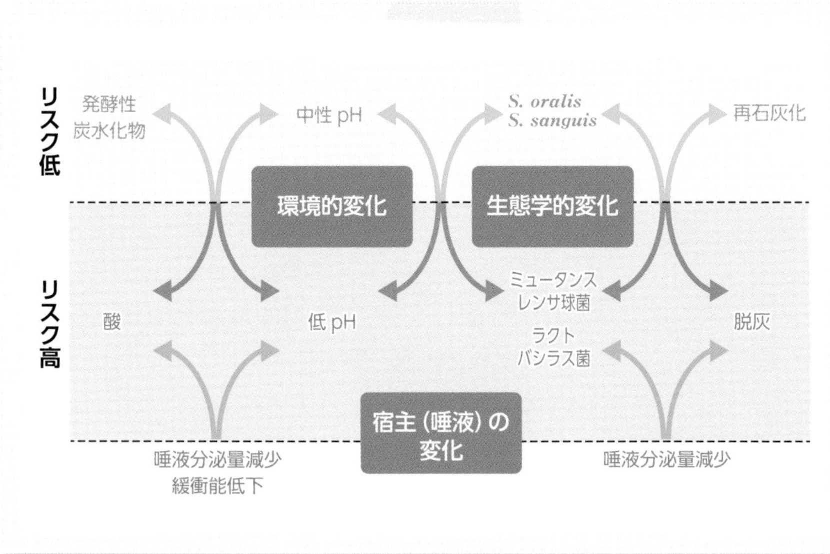

B　生態学的プラーク仮説

齲蝕においては，プラーク中の環境が酸性であることにより齲蝕関連細菌が有利になると考えられ，プラーク中の酸性環境を助長するような要因として，発酵性炭水化物の頻回摂取があげられている．同様にして考えると，唾液分泌量の減少によっても，齲蝕関連細菌の増殖は有利になるのではないかと推測できる（文献2）を改変）

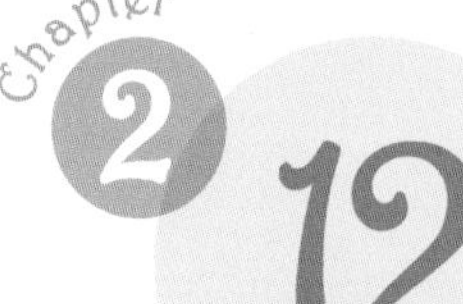

12 齲蝕関連細菌①
ミュータンスレンサ球菌

❶ ミュータンスレンサ球菌の特徴

齲蝕関連細菌には，以下の２つの大きな特徴があります．

- 酸産生能を有していること
- 耐酸性であること

この２つの性質により，**齲蝕関連細菌はみずからに都合のよい環境をつくりだし，勢力を強めていくことができます**．齲蝕関連細菌の代表格がミュータンスレンサ球菌（mutans streptococci）です．ヒトの口腔内に存在する**ミュータンスレンサ球菌には，*Streptococcus mutans*（*S. mutans*）と*S. sobrinus*の２菌種**が知られています．

ミュータンスレンサ球菌には，**歯面に付着する能力**もあります．これには，炭水化物を代謝して産生する不溶性グルカンが大きな役割を果たしています．この歯面付着能により，ミュータンスレンサ球菌は無傷の歯面に病変を初発させる能力があるとされています．

***S. mutans*と*S. sobrinus*が共存すると，よりリスクが高まる**という研究報告がありますが，現在，日常臨床のなかで両者を区別して検出できるようなシステムは存在していません．

See! ➡ 3-26, 3-35
キシリトール

See! ➡ Case1
母子感染の症例

また，ミュータンスレンサ球菌のなかには，キシリトールによって抑制を受ける菌株と感受性の低い菌株が存在していることが知られています．抑制を受ける菌株は酸産生能と歯面付着能が強く，感受性の低い菌株は両方の能力ともに弱いとされています．キシリトールの使用によって感受性の低いミュータンスレンサ球菌が増えることは，**プラークそのものの齲蝕原性を低下させる**ことになり，これがキシリトールの齲蝕抑制効果の根拠の１つとなっています．

❷ 母子感染

ミュータンスレンサ球菌でもう１つ大切なトピックは母子感染です．歯が存在しない口腔内では，ミュータンスレンサ球菌は付着できません．つまり新生児の口腔内ではミュータンスレンサ球菌は定着できないのですが，生後19〜31カ月ごろにミュータンスレンサ球菌の定着が認められることを確認した研究があります[1]（A）．この時期のことを「感染の窓」とよんでいます．これからお母さんになっていく女性に対するカリエスマネジメントは，次の世代を守っていくことにもつながるのです（B）．

参考文献

1）Caufield PW, Cutter GR, Dasanayake AP：Initial acquisition of mutans streptococci by infants：evidence for a discrete window of infectivity. *J Dent Res*, **72**（1）：37-45, 1993.

2）Söderling E, Isokangas P, Pienihäkkinen K, et al.：Influence of maternal xylitol consumption on acquisition of mutans streptococci by infants. *J Dent Res*, **79**（3）：882-887, 2000.

A 乳幼児のミュータンスレンサ球菌定着時期

新生児の口腔内にどの時期からミュータンスレンサ球菌が感染したのかを調べてみると，生後9〜44カ月の間に定着していることが確認されたが，そのうち半数が19〜31カ月にミュータンスレンサ球菌が検出されている（感染の窓）．この時期までに，母親の口腔内の環境を整備していくことの意味は大きい（文献1）より）

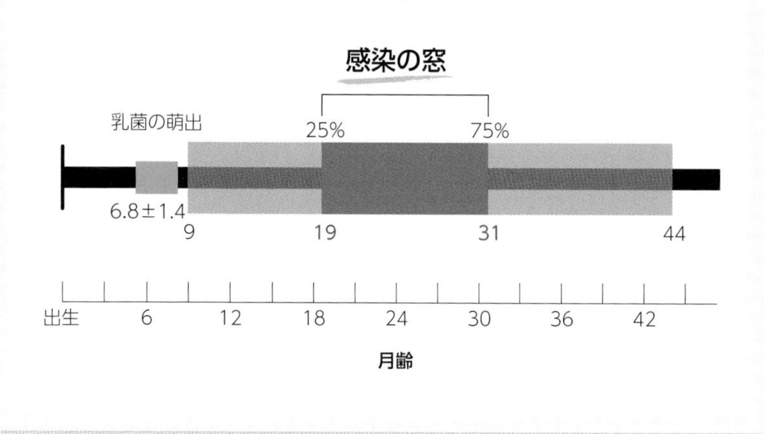

〈検証内容〉

妊娠中	唾液中のミュータンスレンサ球菌レベルの高い妊婦を抽出し，無作為にキシリトール群，クロルヘキシジン群，フッ化物群に割り当てる
出産	
小児 1 ヵ月	キシリトール群の母親，1日に少なくとも 2，3 回のキシリトール使用を開始
小児 6 ヵ月	クロルヘキシジン群，フッ化物群の母親に対して，それぞれクロルヘキシジン，フッ化物配合のバーニッシュを使用
小児 1 歳	
小児 1.5 歳	
小児 2 歳	キシリトール群の母親のキシリトール使用を中止 ※研究に最後まで参加したのは，キシリトール群 106 名，クロルヘキシジン群 30 名，フッ化物群 33 名

2 歳時にミュータンスレンサ球菌が検出された小児の割合

(%)
75
50
25
0

	フッ化物	クロルヘキシジン	キシリトール
(%)	48.5	28.6	9.7

B キシリトール，クロルヘキシジン，フッ化物によるミュータンスレンサ球菌定着への影響

齲蝕ハイリスクの母親にキシリトール，クロルヘキシジン，フッ化物を使用してもらい，子どものミュータンスレンサ球菌の検出率を調べた研究．この研究では，キシリトールが有効であることが示された（文献2）より）

Chapter 2

13 齲蝕関連細菌②
ラクトバシラス菌

ミュータンスレンサ球菌以外の強い酸産生能を有する細菌がラクトバシラス菌(lactobacillus) です．この細菌がミュータンスレンサ球菌と異なっているのは，歯面への付着能力をもたない (齲蝕誘発能をもたない) ことです．したがって，ラクトバシラス菌は，齲窩や修復物，補綴物のマージン部などに多く生息しています．特に不適合な修復物，補綴物が多数存在している口腔内においては，修復物，補綴物の再製もラクトバシラス菌の減少に役立つと考えられます．

また，齲窩の中に存在しているラクトバシラス菌は，病変を拡大，進行させる“ドリル”の役割を担っています．齲窩が存在している口腔内においては，暫間的な修復であったとしても，早期に齲窩を処置していくことが，ラクトバシラス菌の減少と歯髄の保護につながります (A， B)．

ラクトバシラス菌は，食生活を反映することも知られています (C)．炭水化物の摂取頻度が増えると，ラクトバシラス菌も増える傾向があり，食事に関する問診の内容を裏づける情報として用いられることもあります．

参考文献

1) Twetman S, Fritzon B, Jensen B, et al. Pre- and post-treatment levels of salivary mutans streptococci and lactobacilli in pre-school children. *Int J Paediatr Dent*, **9** (2) : 93-98, 1999.
2) Marsh PD, Martin MV : Oral microbiology 6th ed. Churchill Livingstone, London, 2016.

A 充塡処置が齲蝕関連細菌に及ぼす影響

齲窩の認められる口腔内において，充塡処置の前後でミュータンスレンサ球菌とラクトバシラス菌の数を比較すると，どちらも充塡後に有意な減少傾向が認められた．特に，歯質への付着能力がないラクトバシラス菌は，生息部位がなくなることで著しく減少している (文献1) を改変)

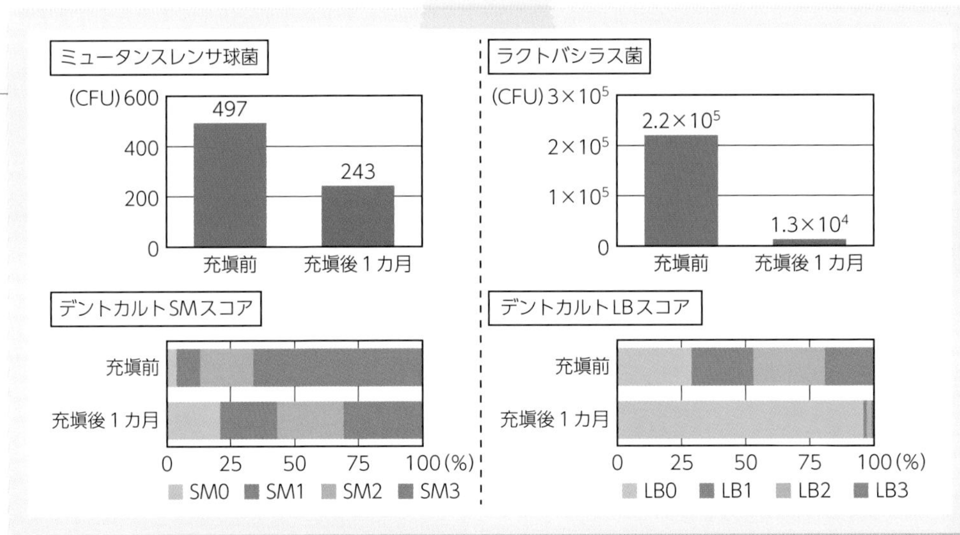

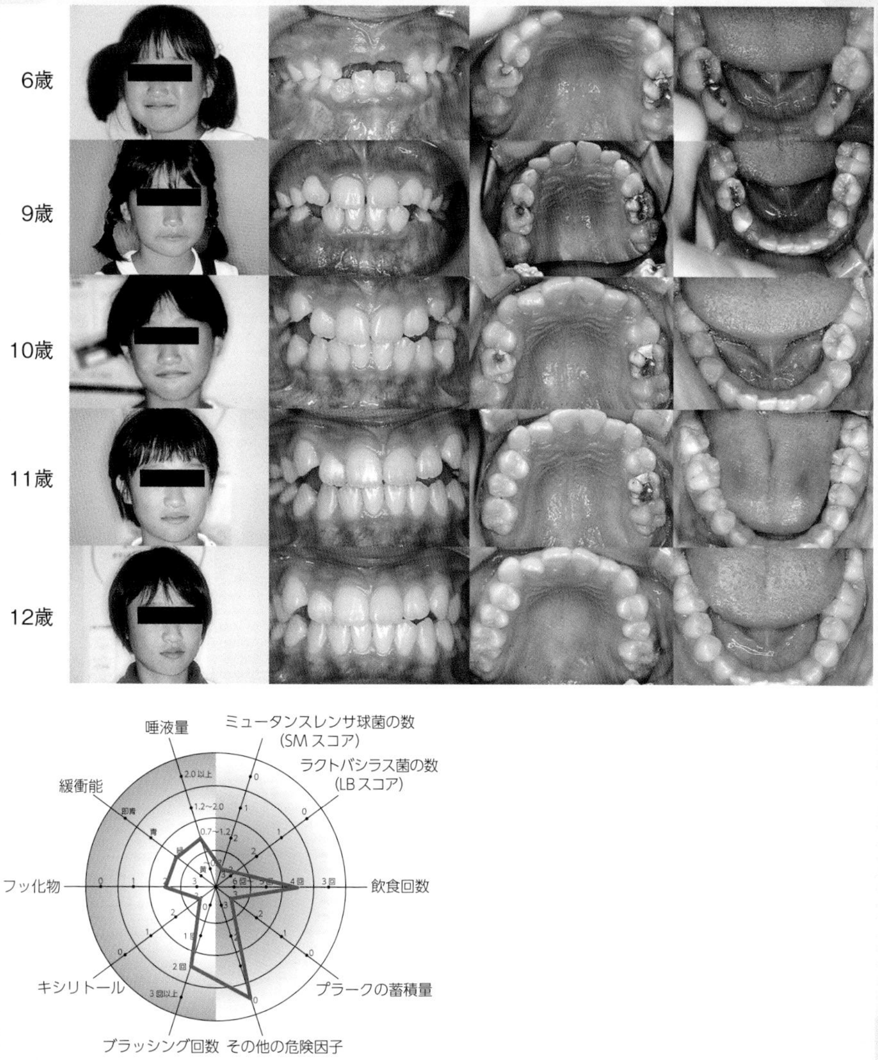

6歳
9歳
10歳
11歳
12歳
唾液量
ミュータンスレンサ球菌の数
(SM スコア)
ラクトバシラス菌の数
(LB スコア)
緩衝能
フッ化物
飲食回数
キシリトール
プラークの蓄積量
ブラッシング回数
その他の危険因子

B 齲窩を早期に充填することでリスクを軽減する

齲蝕多発傾向が認められた女児である．ミュータンスレンサ球菌，ラクトバシラス菌ともにハイリスクであった．このリスクを軽減するため，6歳時に早急に齲窩を充填することにした．号泣するため，カルボセメントで暫間的でもよいつもりで充填していった．その後は4カ月ごとにメインテナンスを行い，カリエスフリーで永久歯列が完成した

C 飲食回数と齲蝕関連細菌

筆者の診療室のデータを分析してみると，飲食回数とミュータンスレンサ球菌，ラクトバシラス菌の間に有意な関連が認められたが，細菌についてハイリスク者とローリスク者の間では，飲食回数1回に満たない差しか認められなかった（伊藤歯科クリニックデータより）

飲食回数/日
6
5
4
3
2
0
1
2
3
ミュータンスレンサ球菌数（SM スコア）
ラクトバシラス菌数（LB スコア）

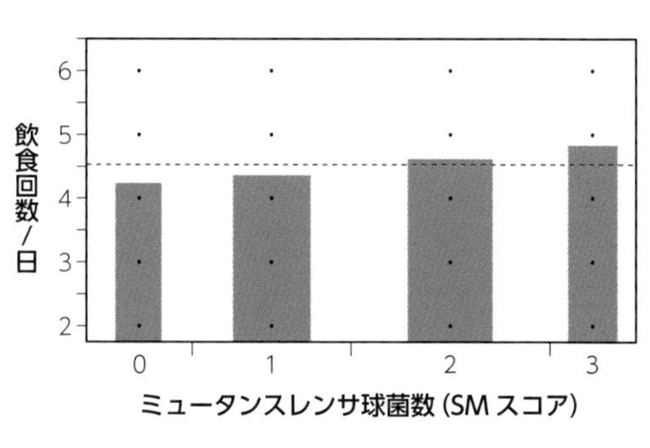

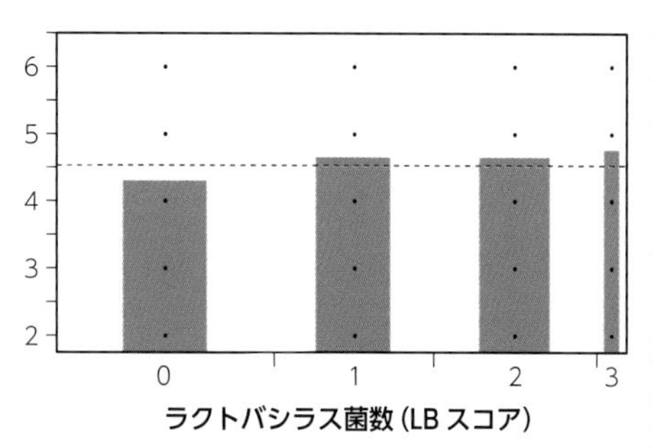

齲蝕関連細菌③ その他の酸産生菌

口腔内の酸産生菌は，ミュータンスレンサ球菌とラクトバシラス菌だけではありません．根面齲蝕においては，*Actinomyces* が関与していることが以前から知られています．ほかにも口腔内には弱いながらも酸産生能を有する菌種が存在しており，検出技術の問題で齲蝕との関連性が確認できない菌種もいると想像されます．近年，遺伝子レベルで細菌を検出する技術を応用して，さまざまな疾患と細菌との関連性を調べる研究が数多くなされています．齲蝕も例外ではなく，発症に関与する細菌を見直す研究が発表されています．

ミュータンスレンサ球菌やラクトバシラス菌ほど強い酸産生能をもたない菌種といえども，乳歯や根面のような臨界pHの高い（耐酸性の低い）歯質を脱灰させるには十分な力をもっていると推測されます（A）．このことからも**ミュータンスレンサ球菌が，齲蝕の唯一の決定因子ではない**ということが裏づけられます．

かつて，齲蝕はプラークの量が多いほど発症しやすいと考えられていました（非特異的プラーク仮説）．その後，ミュータンスレンサ球菌が齲蝕誘発能を有することが明らかとなり（特異的プラーク仮説），これをターゲットとした齲蝕予防戦略も考えられてきました．筆者の診療室のデータを分析してみても，すべての年代においてミュータンスレンサ球菌はもっとも影響力の強いリスクファクターになっています．しかし耐酸性の低い歯質においては，その影響力は相対的に小さくなっており，かつての非特異的プラーク仮説に基づくような対策が必要であると考えられます．具体的には，より精度の高いホームケアと適切な食生活の確立が求められます．

参考文献

1）Tanner AC, Mathney JM, Kent RL, et al.：Cultivable anaerobic microbiota of severe early childhood caries. *J Clin Microbiol*, **49**（4）：1464–1474, 2011.

2）Gross EL, Beall CJ, Kutsch SR, et al.：Beyond Streptococcus mutans：dental caries onset linked to multiple species by 16S rRNA community analysis. *PLoS One*, **7**（10）：e47722, 2012.

3）Kressirer CA, Smith DJ, King WF, et al.：Scardovia wiggsiae and its potential role as a caries pathogen. *J Oral Biosci*, **59**（3）：135–141, 2017.

4）Kameda M, Abiko Y, Washio J, et al.：Sugar Metabolism of Scardovia wiggsiae, a Novel Caries-Associated Bacterium. *Front Microbiol*, **11**：479, 2020.

5）Preza D, Olsen I, Aas JA, et al.：Bacterial profiles of root caries in elderly patients. *J Clin Microbiol*, **46**（6）：2015–2021, 2008.

齲蝕原性細菌の種類による重度ECC発症への影響

文献1) Cultivable anaerobic microbiota of severe early childhood caries.

Tanner AC, Mathney JM, Kent RL, et al.：J *Clin Microbiol*, **49**（4）：1464-1474, 2011.

内　容	結　論
42名の重度ECCの小児と40名のカリエスフリーの小児を対象として，*S. mutans*（Sm）と*Scardovia wiggsiae*（Sw）の感染状況と重度ECC罹患状況の関連を調査した	SmとSwの両方が検出された小児の80％強が重度ECCであったのに対して，どちらも存在していない小児の80％強はカリエスフリーであった．*S. wiggsiae*はいままで検出されていなかった齲蝕関連細菌であり，その酸産生機序も明らかになっている[4)]

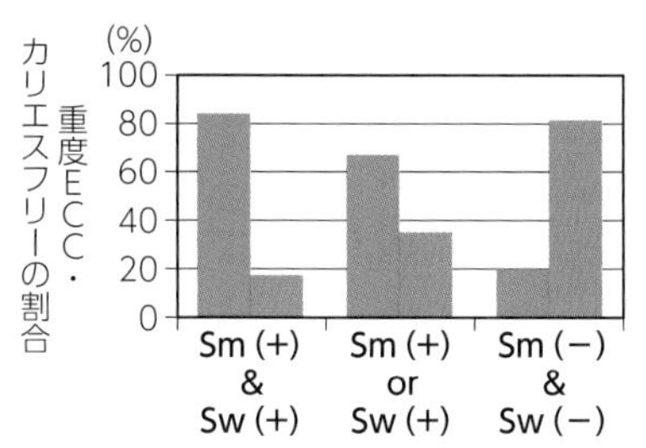

ECCへの関与が疑われる細菌

文献2) Beyond Streptococcus mutans：dental caries onset linked to multiple species by 16S rRNA community analysis.

Gross EL, Beall CJ, Kutsch SR, et al.：*PLoS One*, **7**（10）：e47722, 2012.

内　容

小児の齲蝕病変への関与が疑われる*S. mutans*以外の細菌を調査した

〈対象者〉
- 齲蝕病変のある幼児/ない幼児
- 3歳未満
- 感染性心内膜炎の兆候がない者
- 過去30日以内にプロフェッショナルクリーニングを受けていない者

〈齲蝕病変を有する被験者〉
- 白斑病変を有する上顎前歯が少なくとも2本ある
- 1mmを超える齲窩がない
- 修復物がない
- 4～6週間に1回来院

結　論

- *S.vestibularis*，*S.salivarius*，*S.sobrinus*，*S. parasanguinis*は*S. mutans*に代わる齲蝕関連細菌である可能性がある
- *Veillonella*は齲蝕病変発生の予測因子となりうる
- 細菌群の多様性は齲蝕病変の進行に伴い減少

根面齲蝕への関与が疑われる細菌

文献5) Bacterial profiles of root caries in elderly patients.

Preza D, Olsen I, Aas JA, et al.：*J Clin Microbiol*, **46**（6）：2015-2021, 2008.

内　容

根面齲蝕病変の有無で2群に分けて細菌叢を比較し，根面齲蝕に関連する細菌を調査した

	年齢	残存歯数	女性の割合	喫煙者数
コントロール群（n＝10）	85.6±3.2	22.9±3.4	90%	1
根面齲蝕群（n＝11）	91.8±4.2	14.8±6.7	91%	2

結　論

- 根面齲蝕に関連する細菌の共同体は，かつて考えられていたよりも複雑で個人により大きく異なる
- 根面齲蝕の関連細菌と推定される菌種としては，*S.mutans*，ラクトバシラス菌，*Actinomyces*のほかに*Atopobium*，*Olsenella*，*Pseudoramibacter*，*Propionibacterium*，*Selenomonas*があげられる

A　ミュータンスレンサ球菌，ラクトバシラス菌以外の齲蝕関連細菌に関する3つの論文

Chapter 2

15 食事

① 発酵性炭水化物に注意！

一般に「むし歯の原因は砂糖である」というイメージがもたれがちです．しかし，細菌が酸を産生するための原料は「発酵性炭水化物」です．したがって砂糖でなくても炭水化物が含まれる食事を摂れば，歯面の酸が産生されると考えて間違いありません．また食事というと固形のものと思われがちですが，ジュースなどの液体も同等に考えなければなりません．臨界pHがエナメル質よりも高い象牙質では，デンプンでさえ脱灰を起こしてしまう可能性があります．臨床現場では，炭水化物の摂取頻度が多くなりすぎないようにアドバイスをしましょう（A～C）．

See! ➡ 3-29
リスクとなる食習慣の修正

筆者の診療室のデータでは，6歳以下の小児と20～40歳の成人において，ミュータンスレンサ球菌の数，ラクトバシラス菌の数と飲食回数が齲蝕経験の多さに有意に関連していました．このことからも，飲食回数を指導することの重要性がわかります．飲食回数をコントロールすることで，脱灰時間を短くできるだけでなく，プラークの細菌叢にも好ましい影響を与えると考えられます．

② 食事と指導

たとえば2回の間食で，1回は「ケーキとお茶」，もう1回は「スルメとジュース」を摂取したとします．この場合，炭水化物の摂取回数は2回になります．しかし，この飲み物を入れ替えたらどうでしょう？ 摂取回数は1回になります．患者さんと食生活の改善策を考えていく際には，知識は当然のことながら，このような知恵も必要です．「砂糖は極力食べないように」などということではなく，食の楽しみを犠牲にすることなく齲蝕を防いでいけるような知恵を絞り出していきましょう．

参考文献

1) Bradshaw DJ, Lynch RJ：Diet and the microbial aetiology of dental caries：new paradigms. *Int Dent J*, **63** (Suppl 2)：64-72, 2013.

2) Dawes C：Rhythms in salivary flow rate and composition. *Int J Chronobiol*, **2** (3)：253-279, 1974.

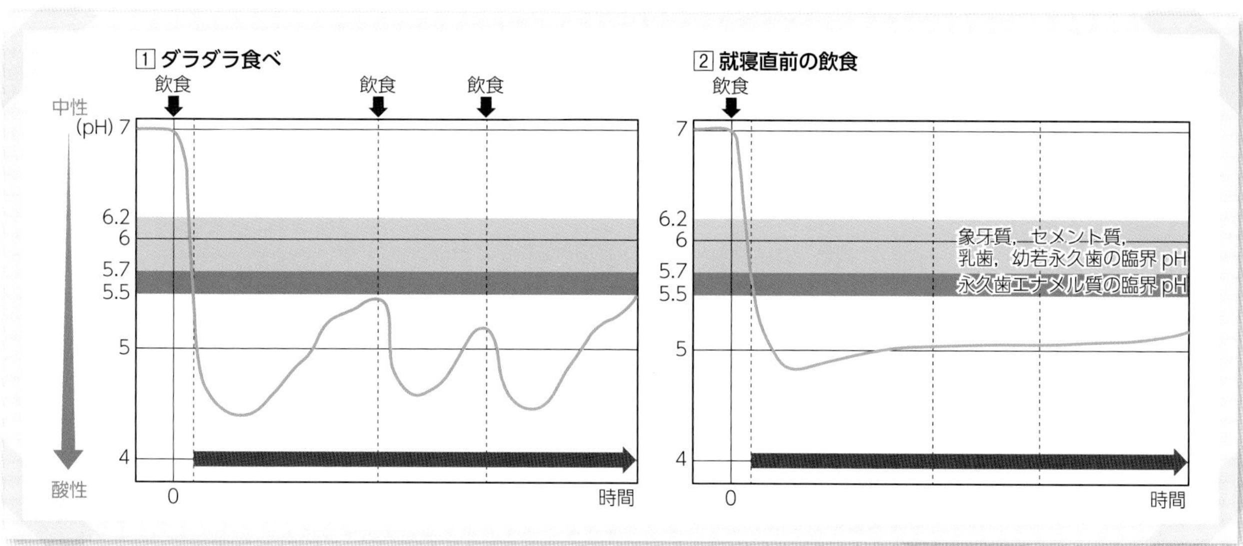

A プラーク中のpHの変化

1ダラダラと食べたり，飲食回数があまりにも多かったりすると，唾液の力で回復途中のpHが再び低下してしまい，脱灰時間が長く続いてしまう
2就寝中は唾液がほとんど分泌されないため，就寝直前に飲食をしてそのまま眠ってしまうと，低pHの状態が非常に長く持続し，とても危険である

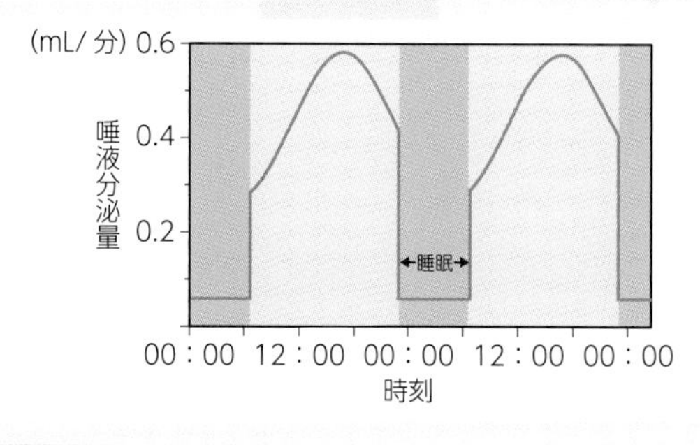

B 唾液分泌量の日内変動

睡眠中は唾液分泌量が著しく減少する
（文献2）より）

	平成　年 月　日 (　曜日)	平成16年 1月31日 (土曜日)	平成16年 2月1日 (日曜日)	平成16年 2月3日 (火曜日)
午前 6:00	例 ☆ブラッシング			☆ブラッシング ●ごはん みそ汁 のり
7:00	●パン 目玉焼き 牛乳			
8:00				
9:00				
10:00	●アメ	☆ブラッシング	☆ブラッシング	
11:00				
12:00	●唐揚げ サラダ 味噌汁	●パン コーヒー牛乳		●弁当
午後 1:00		●アメ		
2:00				
3:00	●ホットケーキ コーヒー			
4:00			●クッキー	
5:00				●アメ ジュース (コーヒー牛乳)
6:00				
7:00	●焼き魚 筑前煮 ご飯	●すきやきごはん		●巻き寿司 コロッケ りんご
8:00			●野菜スープ たきこみごはん ハンバーグ	
9:00				
10:00	●アイスクリーム	☆ブラッシング	☆ブラッシング	☆ブラッシング
11:00	☆ブラッシング			
12:00				

当てはまるところに○印をつけて下さい

頻度 / 食品	ほとんど食べない	たまに食べる	ほぼ毎日	日に2・3回以上
チューインガム	○			
あめ キャラメル類			○	
のどあめ	○			
チョコレート	○			
ケーキ シュークリームなど	○			
クッキー ビスケットなど	○			
菓子パン	○			
スナック菓子		○		
せんべい	○			
おかき	○			
まんじゅう・和菓子	○			
甘いヨーグルト	○			
プリン・ゼリー		○		
砂糖入り コーヒー・紅茶		○		
乳酸菌飲料 飲むヨーグルト	○			
清涼飲料水 (缶コーヒーを含む)			○	
果汁入り飲料		○		
スポーツドリンク		○		
アイスクリーム アイスキャンディー	○			
果物			○	

C 食事の記録

水とお茶以外のものを口にしたときは，その時刻のところに記入してもらい，ブラッシングを行ったタイミングも同様に記載していただく．休日を含む連続3日間の内容を記録してもらっている（左）．また，飲食物の嗜好についても答えてもらっている（右）

Chapter 2 16

唾液①
唾液の働き

唾液は，実にさまざまな役割を果たす重要な存在です．唾液が存在しなければ，嚥下や発音がうまくできず，日常生活に大きな障害をもたらすことになるでしょう．また，唾液には，アミラーゼのように消化に寄与する成分が含まれていたり，味覚物質が味蕾に触れるのを媒介したりする働きもあります．そのなかでも齲蝕と関連する作用は，以下のようになります．

細菌を抑制する作用（A）

- 免疫グロブリンによる特異的抗菌システムと，リゾチーム，ペルオキシダーゼなどによる非特異的抗菌成分によって，口腔内の細菌に好ましくない変化が起こるのを防ぐ
- 上記のなかで，ミュータンスレンサ球菌への抑制作用が確認させれているのはペルオキシダーゼである．唾液中のリゾチームの濃度と齲蝕の罹患状況との関連性は，いまのところ確認されていない
- ムチンなどの凝集素は，細菌を凝集させ，口腔内から効率的に排除するのに役立つ

酸に対する緩衝作用（唾液緩衝能）

- 細菌が産生したプラークの中の酸を中和する（B，C）

See! ➡2-17
唾液クリアランス

浄化作用（唾液クリアランス）

- 口腔内の炭水化物やプラーク中の酸などの物質は，唾液中に溶けて口腔内に拡散し，嚥下とともに口腔内から排出される

再石灰化作用

- 再石灰化を促進するために必要なカルシウムイオンやリン酸イオンなどの供給源となる唾液の成分は，唾液分泌量によって変化する．唾液分泌量が多いほうが，緩衝能が高く（重炭酸イオンが多く），カルシウムイオンも多く含まれている

参考文献

1）Edgar M，Dawes Cほか編著，渡部　茂監訳：唾液 歯と口腔の健康 原著第4版．医歯薬出版，2014．
2）Watanabe S, Dawes C：The effects of different foods and concentrations of citric acid on the flow rate of whole saliva in man. *Arch Oral Biol*, **33**（1）：1-5, 1988.
3）Jenkins GN：The physiology and biochemistry of the mouth（4 ed）. Blackwell Science, Oxford, 1978.
4）Higham SM, Edgar WM：Effects of Parafilm and cheese chewing on human dental plaque pH and metabolism. *Caries Res*, **23**（1）：42-48, 1989.

唾液分泌量が少ないほど，唾液緩衝能が低く，齲蝕関連細菌も多い

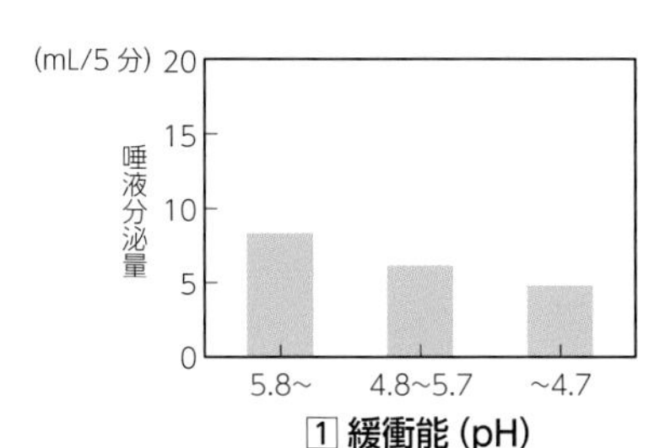

1 緩衝能 (pH)

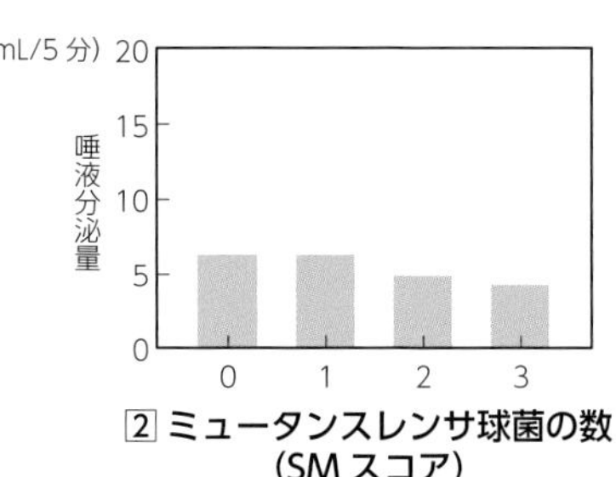

2 ミュータンスレンサ球菌の数 (SM スコア)

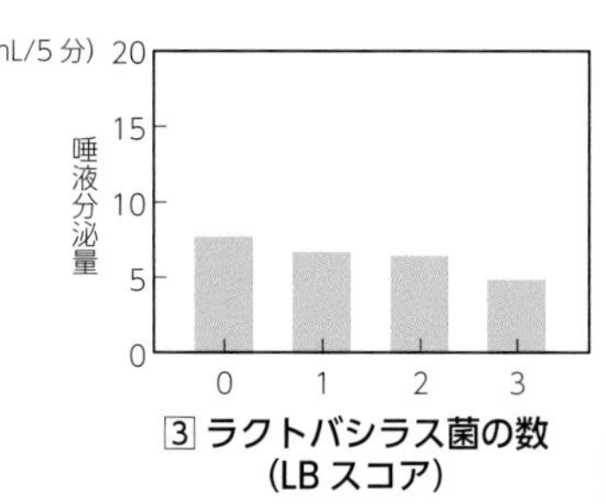

3 ラクトバシラス菌の数 (LB スコア)

A 唾液分泌量とカリエスリスク

唾液分泌量が多いほど，唾液緩衝能が高い（1）．また，唾液分泌量が少ないことは，ほかのカリエスリスクを高めることにつながる．特に，齲蝕関連細菌が増えてしまうことがある（2，3）（伊藤歯科クリニックデータより）

B 唾液の組成

安静時唾液と比較すると，刺激時唾液のほうがpHが高く，重炭酸イオンが高濃度に含まれている．重炭酸イオンは細菌が産生した酸を中和する役割を果たしている（緩衝作用）（文献1, 2）より）

	安静時唾液	刺激時唾液
pH	7.04±0.28	7.61±0.17
カルシウム (mmol/L)	1.32±0.24	1.47±0.35
リン酸塩 (mmol/L)	5.69±1.91	2.70±0.55
重炭酸イオン (mmol/L)	5.47±2.46	16.03±5.06

唾液を口腔外へ流してしまうと……

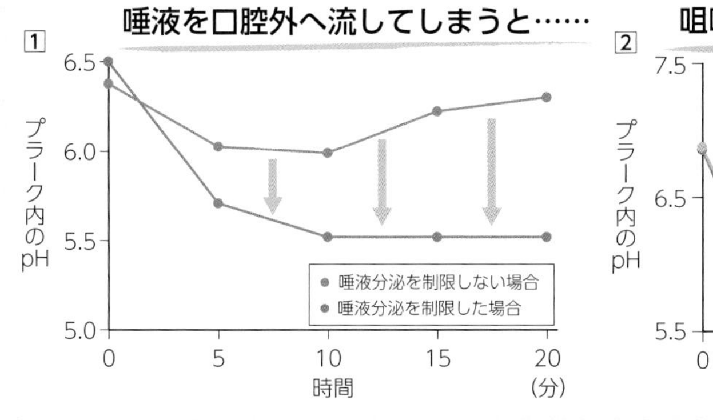

咀嚼して刺激時唾液を出すことに意味がある

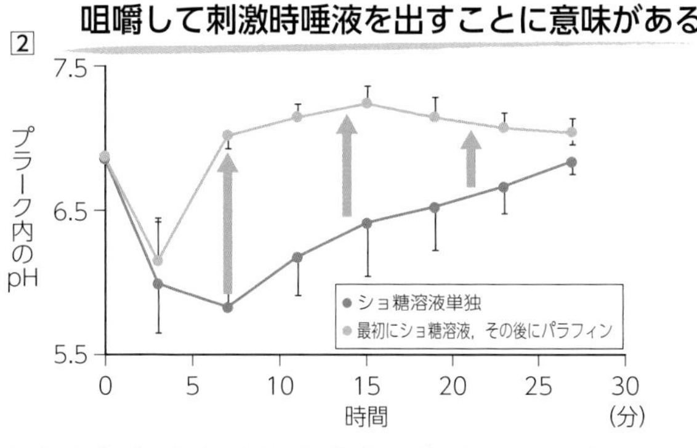

C 唾液分泌量とプラーク内のpH

1ショ糖溶液で洗口した後のプラーク内のpHの回復は，唾液分泌を制限すると著しく遅くなる（文献3）より）
2ショ糖溶液で洗口した後に，パラフィンを咀嚼して刺激時唾液の分泌を促すと，プラーク内のpHは急激に回復していく（文献4）を改変）

唾液②
唾液腺開口部と部位特異性

唾液は齲蝕から歯を守る機能を有しているため，齲蝕病変の好発部位は唾液の流れ（唾液腺開口部の位置）と深く関連しています（A，B）.

一般に，上顎臼歯部以外の部位では頬側より舌側のほうがクリアランス（浄化）が速いことが知られています（C）．たとえば，下顎大臼歯の全部鋳造冠の二次齲蝕は，ほとんどが頬側のマージン部にできていますよね．舌側のほうがプラークの除去は難しいはずなのに……です.

また上顎臼歯部頬側の齲蝕罹患性は，耳下腺開口部の位置に大きく影響されます．開口部を出た唾液は前方に向かって流れていきますから，耳下腺開口部よりも後方にある歯の頬側面には，唾液があまりまわらず，酸がなかなかなくならないわけです（C）．7|7の遠心側隅角部に齲蝕病変がよく発生するのは，こういった理由からです（D）．耳下腺開口部の位置は人によって異なります．開口部が前方にあるほど，リスク部位の範囲が広いということになります.

さらに細菌学的に考えると，唾液の流れの悪い部位のプラーク中では，齲蝕に関連する菌種の占める割合が高くなっていると推測されます．同一の人の口腔内であっても部位によって，プラークの齲蝕原性は異なっているということに留意しておくようにしましょう.

See! ⇒ 2-11
口腔常在細菌叢

参考文献

1）Edgar M, Dawes Cほか編著，渡部　茂監訳：唾液 歯と口腔の健康 原著第4版．医歯薬出版，2014.

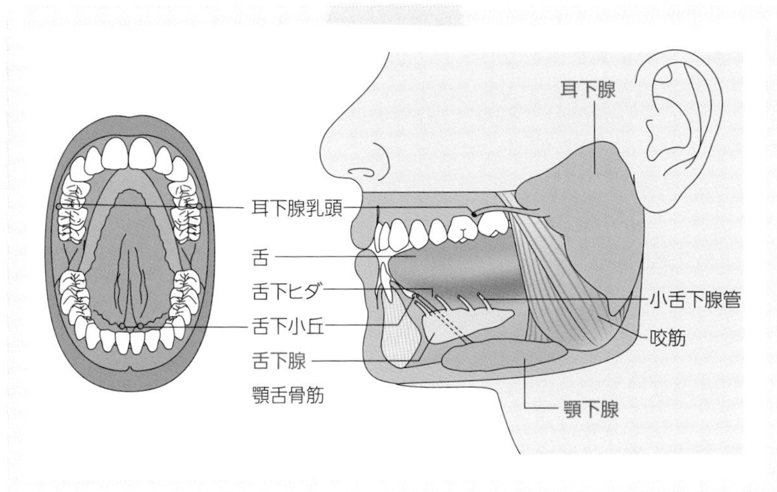

A 唾液腺開口部

ヒトの大唾液腺は，耳下腺，顎下腺，舌下腺の3つで，それぞれ開口部が異なっている

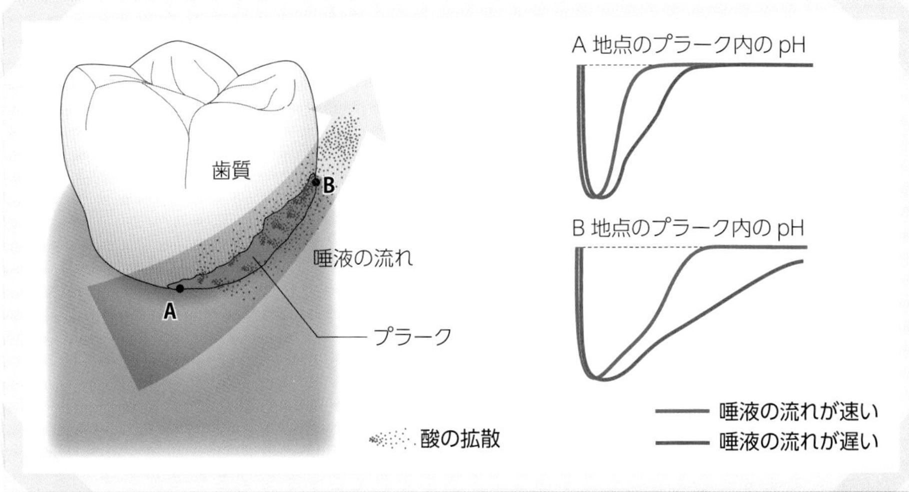

B 唾液の移動速度とプラーク内のpH変化

唾液の流れが速いと，酸が放散されたpHの高い唾液は早く移動し，新しい唾液がやってくるため，pHの回復は速い

C 唾液クリアランスと齲蝕の部位特異性

上顎臼歯部以外は，頬側より舌側のほうがクリアランスが速い．上顎臼歯部のカリエスリスクは耳下腺開口部の位置に大きく影響される．クリアランスの遅い部位のほうがカリエスリスクは高いが，フッ化物はよく停滞する

唾液の流れを考えることで，齲蝕病変の好発部位の見当がつく．たとえば，耳下腺開口部が前方にあるほど，上顎大臼歯頬側面の危険ゾーンは広くなる（文献1）を改変）

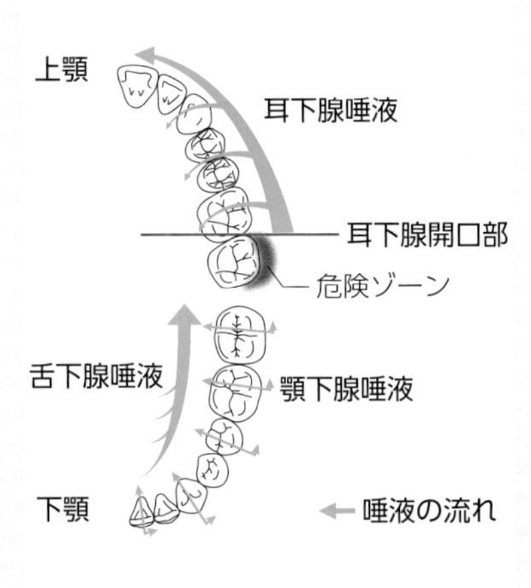

D 7|7 の遠心頬側隅角部に発生した初期齲蝕病変

|7（下）はすこし実質欠損もある．この部位の病変は，患者さん本人も気づきにくく，進行してからみつかることも多い

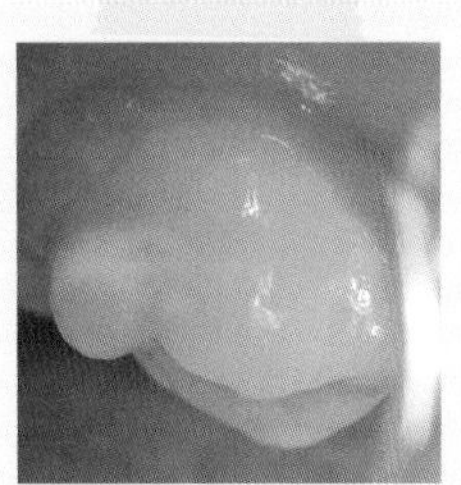

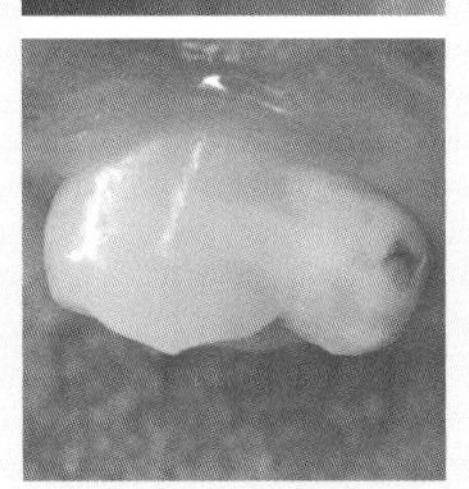

18 唾液③ 口腔乾燥症，唾液減少症(原因と対策)

❶ 口腔乾燥症・唾液減少症とは

口腔乾燥症(xerostomia)とは「口が渇いている」という主観的感覚を訴える状態です．安静時唾液分泌量が正常値の約50％以下に減少したときに起こるとされています．唾液の質によっては，唾液分泌量が正常であっても起こりえます．成人の少なくとも10％，高齢者の約30％にみられるとする報告もあります．

唾液減少症(hyposalivation，ドライマウス：dry mouth)は，実際に唾液分泌が制御されている状態で，安静時唾液分泌量が0.1 mL/分未満および/あるいは，ガム咀嚼時の刺激時唾液分泌量が0.7 mL/分未満の状態です．唾液減少症の原因としては，以下のようなものがあげられます．

唾液腺の疾患
- 感染性
- 非感染性；唾石症
- 腫瘍性

全身疾患
- 自己免疫疾患；シェーグレン症候群(40～50歳代の女性に好発)，関節リウマチ
- 摂食障害
- うつ病

糖尿病(血糖値コントロール不良)
薬物療法
頭頸部放射線治療
ストレス
筋力低下(サルコペニア)
開口
など

❷ 唾液減少症の場合の対応

全身疾患は，受け容れなければならない条件です．齲蝕病変の発生を抑制するにあたっては，唾液分泌量に改善が見込めない場合には，シュガーレスガムの活用やカルシウムイオンを供給してくれるような製品(リカルデント，ポスカなど)の応用が考えられます(A)．

唾液の減少そのものに対しては，薬剤の関与が考えられる際には，医師に相談して処方の変更をお願いする場合もあります．唾液腺機能が多少なりとも残っている場合には，よく噛んで食べることや唾液腺マッサージにより，唾液分泌を促すことができます(B～D)．

参考文献

1) Carpenter G (Ed)：Dry Mouth：A Clinical Guide on Causes, Effects and Treatments. Springer, 2015.
2) Rugg-Gunn AJ, Edgar WM, Geddes DA, et al.：The effect of different meal patterns upon plaque pH in human subjects. *Br Dent J*, **139** (9)：351-356, 1975.
3) 阪井丘芳：ドライマウス 今日から改善 お口のかわき．医歯薬出版，2010.
4) Edgar M, Dawes Cほか編著，渡部 茂監訳：唾液 歯と口腔の健康 原著第4版．医歯薬出版，2014.

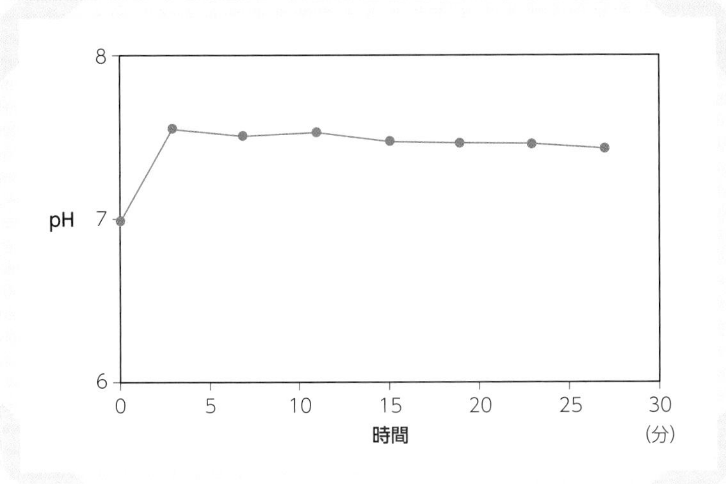

A ガムの咀嚼によるプラーク中のpHの回復

シュガーレスガムを咀嚼することで，緩衝能の高い刺激時唾液の分泌が促進され，プラーク中のpHは上昇する．キシリトールガムによるプラーク中のpHの回復も，キシリトールそのものではなく，刺激時唾液の分泌による（文献1）を改変）

	安静時唾液	刺激時唾液
耳下腺	25%	50%
舌下腺	7〜8%	7〜8%
顎下腺	60%	35%
小唾液腺	7〜8%	7〜8%

B 安静時と刺激時の唾液腺ごとの分泌量の割合

安静時には顎下腺，刺激時には耳下腺が優勢に機能している

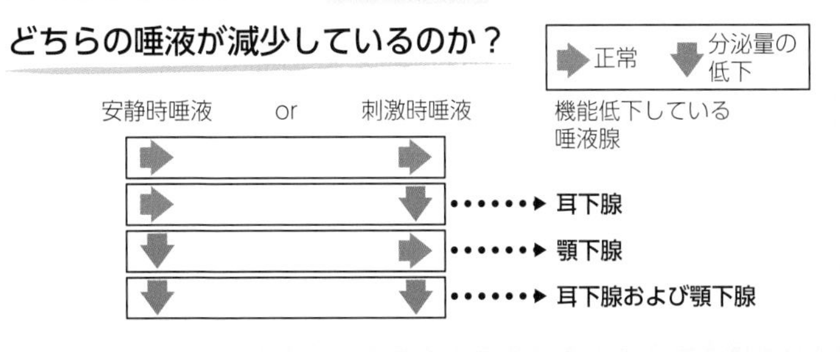

C 分泌量のパターンから推測される機能低下した唾液腺

減少しているのが安静時唾液なのか，刺激時唾液なのかがわかれば，B を参考にどの唾液腺の機能が低下しているのか想像がつく．たとえば，口が渇くと訴える患者さんで，刺激時唾液の分泌量が正常であれば，顎下腺のマッサージなどが有効であると考えられる

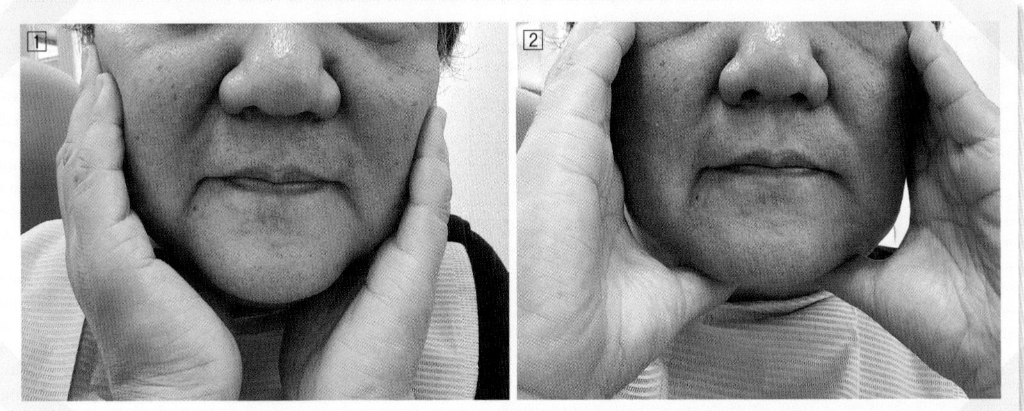

D 唾液腺マッサージ

1耳下腺，2舌下腺／顎下腺，唾液腺マッサージは患者さん自身の手で毎日行ってもらう．ターゲットとする唾液腺によって方法が異なる

社会・経済的要因

See! ➡ 2-10
フェジェルスコフとマンジの図

See! ➡ 1-6, Case 2
小児の齲蝕（ECC）

See! ➡ Case 3
家族の健康観

病因論の図に含まれている社会・経済的要因については，多くの疫学研究がそれを裏づけています．特に小児の齲蝕（ECC）に関しては，家庭の収入や父親の学歴などがリスク要因にあげられている論文があります．しかし，実際の臨床現場で，患者さんからこのような情報を聞き出すのは難しいです．

① 家族単位でのリスクの把握

情報の不足を補う対策としては，第一に家族単位でリスクを把握することが考えられます．家族の構成員の多くが齲蝕罹患傾向の高い家庭では，何か社会・経済的要因を抱えている可能性が示唆されます．同一家族内では，社会・経済的要因だけでなく，生活習慣や健康観も共有している可能性が高いです．家族の臨床データが記録されていれば，このようなことを把握することも可能となります（A）．

② 地域の齲蝕罹患状況の把握

第二に，診療室のある地域の齲蝕罹患状況を把握しておくことです．居住世帯の社会・経済的要因には，地域差があることが知られています．それが齲蝕罹患状況にどのように反映されているのかは，公衆衛生のデータと実際に診療室を訪れた患者さんの臨床疫学データから推測可能です．

シャイハム（Sheiham）とサバー（Sabbah）は，多くの研究から齲蝕の発生，集団パターンを分析して，平均DMFTの低い集団ほど，

1）カリエスフリー率が高くなる
2）歯の萌出から齲窩が発生するまでの時間が長くなる
3）病変がエナメル質を貫通する速度が遅くなる

とまとめています[1]．

仮にある地域の平均DMFTが高かったとすれば，各個人のほかのリスク要因も考慮に入れるのは当然ですが，平均DMFTが低い地域と比較すると，修復治療するかどうかの判断基準やメインテナンス間隔などが，違ってくる可能性があります．つまり，診療室の立地によって，構築すべき齲蝕管理システムにバリエーションが生じても不思議ではありません．

参考文献

1）Sheiham A, Sabbah W：Using universal patterns of caries for planning and evaluating dental care. *Caries Res*, **44**（2）：141-150, 2010.

A 家族単位でのリスクの把握

モロッコ人の父と日本人の母の間に生まれ，モロッコで育った姉妹．家族そろって歯磨剤を使用しておらず，二人とも下顎乳臼歯部に非常によく似た大きな病変が生じており，育った環境が影響しているのではないかと推測した．フッ化物の利用とメインテナンスで比較的容易に永久歯を守っていけると考えている

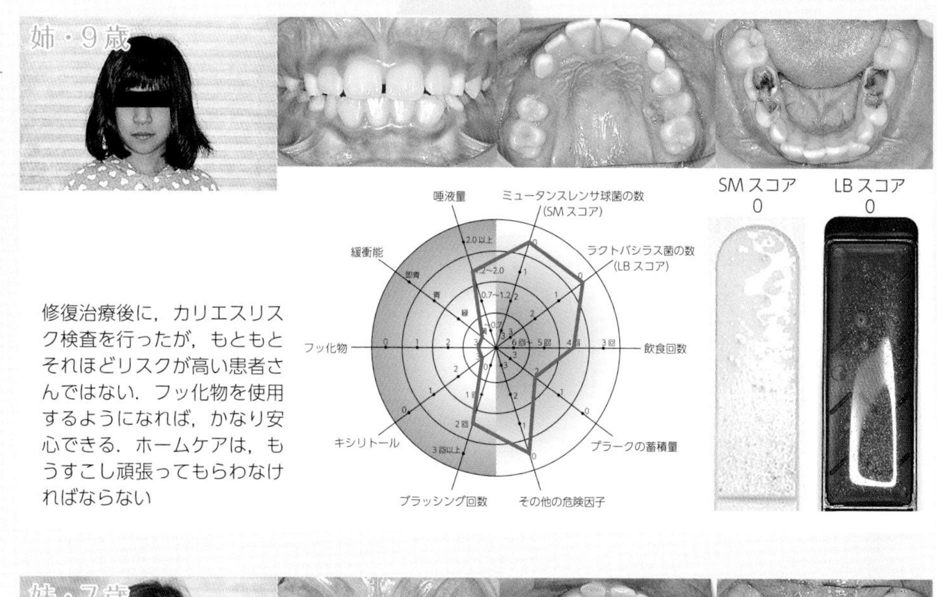

修復治療後に，カリエスリスク検査を行ったが，もともとそれほどリスクが高い患者さんではない．フッ化物を使用するようになれば，かなり安心できる．ホームケアは，もうすこし頑張ってもらわなければならない

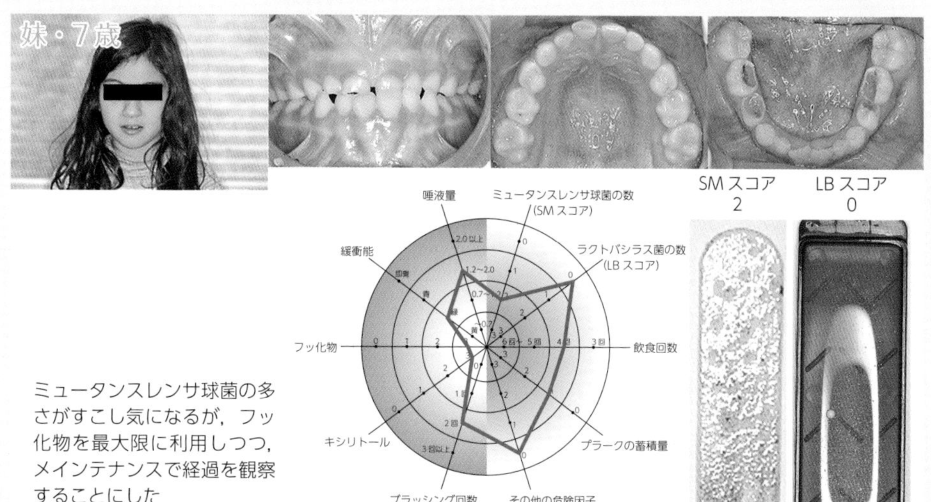

ミュータンスレンサ球菌の多さがすこし気になるが，フッ化物を最大限に利用しつつ，メインテナンスで経過を観察することにした

父・49歳（参考）

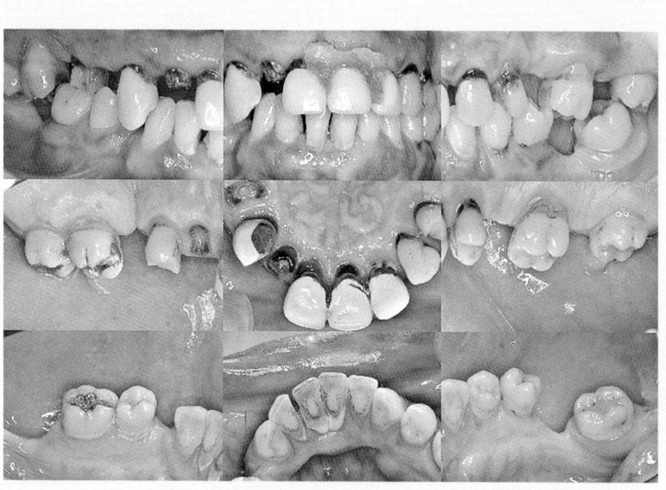

モロッコ人の父．教育レベルの高い人であるが，齲蝕と歯周病に罹患しており，年齢のわりに口腔内が崩壊している．文化や歯科医療環境などが影響していたとも考えられる

20 歯の形態，歯質

もちろん，歯そのものの特徴（形態や歯質）も齲蝕病変の発生のしやすさに影響します．

❶ 形態の異常

形態について一例をあげると，下顎第一，第二大臼歯の頬側面溝の形態異常があります（A）．萌出途中で大きな陥凹が認められた場合には，萌出が進み修復材料を用いる治療が可能になった時点で形態を修正しなければなりません．

また，大臼歯の裂溝の形態（深さ）についても，注意が必要です．裂溝が深い場合には，フィッシャーシーラントを早期に考慮すべきです．

See! ➡ 3-36
フィッシャーシーラント

❷ 歯質の異常

歯質については，エナメル質形成不全（MIH：Molar-Incisor Hypomineralization）があげられます（B，C）．脆弱な歯質に対しては，フッ化物など，再石灰化を促進することが特に重要です．また実質欠損が生じた部分については，修復治療を行います．

See! ➡ 3-35
再石灰化の促進

エナメル質形成不全においては，臨床的マネジメントの方法が以下のように示されています[1]．

リスク患者の同定
- 全身的既往歴

早期診断
- X線写真
- 萌出中の経過観察

再石灰化および知覚過敏に対する処置
- フッ化物

齲蝕および萌出後崩壊の予防
- 口腔衛生指導
- 食事指導
（齲蝕，酸蝕を起こしにくい内容に）
- 小齲裂溝のシーラント

修復処置

メインテナンス
- 修復物マージン部での歯質崩壊の有無

参考文献

1）William V, Messer LB, Burrow MF：Molar incisor hypomineralization：review and recommendations for clinical management. *Pediatr Dent*, **28**（3）：224-232, 2006.

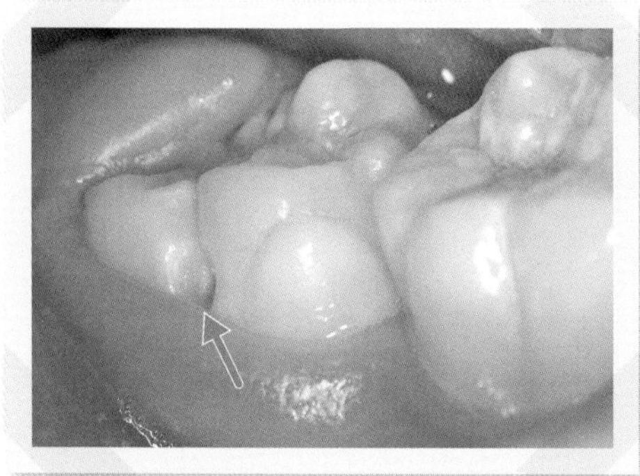

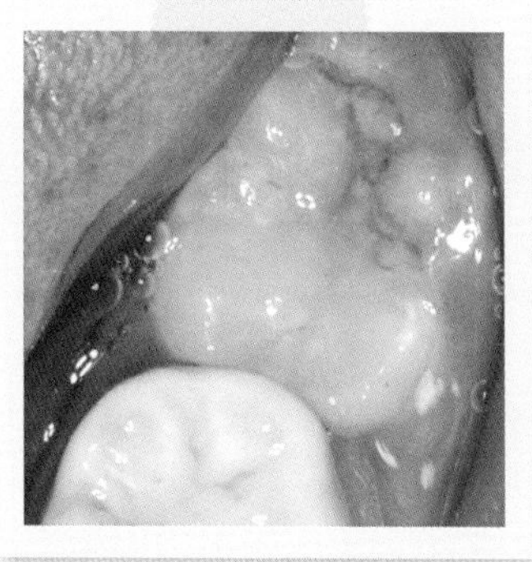

萌出中

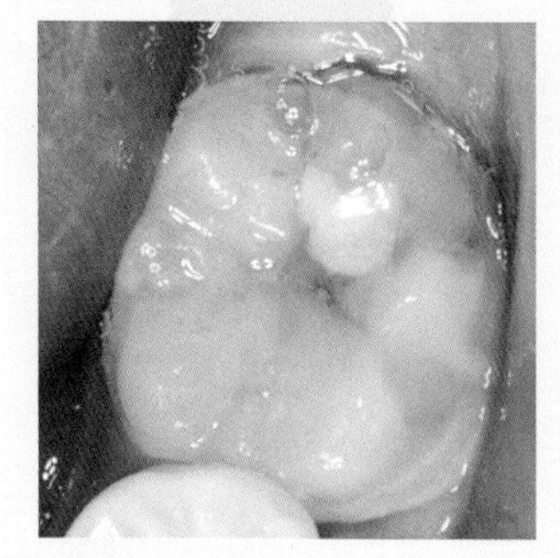

萌出後

A 歯の形態異常

第二大臼歯の萌出途上で確認された頰面溝の形態異常

B エナメル質形成不全

第一大臼歯の頰側面から咬合面に認められたエナメル質形成不全．萌出後は，歯質が崩壊していた部位を充塡している

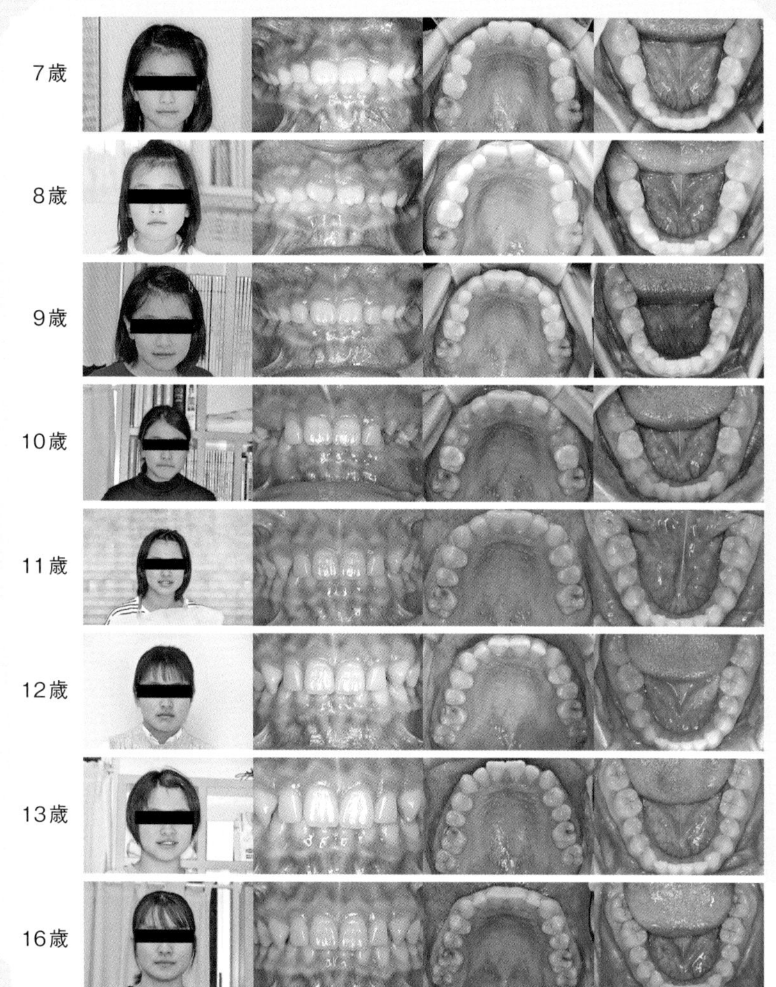

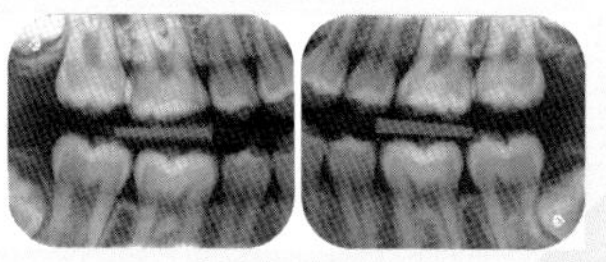

C エナメル質形成不全に対するマネジメントの実際（初診時3歳，女児）

3歳のころからメインテナンスを受けていた女児．6歳のときに6|6が萌出してくると，エナメル質形成不全であった．基本的には通常のマネジメントを行うが，歯質の崩壊については，慎重な観察と迅速な修復が求められる．本症例では，7歳時に6|のみ修復処置を行っている

21 その他の状況 マイクロクラック，酸蝕

1 マイクロクラック

マイクロスコープを使って診療していると，噛みしめなどでエナメル質に入った微小な亀裂（マイクロクラック）が起点になったとしか考えられない病変に出合うことがときどきあります（A）．マイクロクラックは，辺縁隆線から歯頸側へ伸びていることが多く，そのなかに歯面への付着能力の有無にかかわらず，酸産生能を有する細菌が侵入することで，脱灰が起こると考えられます．

ミュータンスレンサ球菌のスコアが低いのに，隣接面齲蝕が多発するような症例では，噛みしめがないかどうか問診し，そのような状況が確認された場合には，TCH（Tooth Contacting Habit：上下歯列接触癖）の認知行動療法や，ナイトガードの作製といった対策を講じることで，リスクの軽減を図ることができるでしょう．

Check!
歯面への付着能力
酸産生能のある細菌であっても，歯面に付着する能力がなければ，齲蝕を誘発できない．ミュータンスレンサ球菌は不溶性グルカンを産生して歯面に付着できる．ラクトバシラス菌は付着能力をもっていないが，修復物の不適合部や歯質のクラックなどには定着することができ，歯質の脱灰に寄与する

See! ➡1-5
表層下脱灰

2 酸蝕

酸蝕は，酸性の食物などが頻繁に歯面に直接作用することで起こります．齲蝕による脱灰とは異なり，酸が直接歯面に触れるため唾液による防御作用が期待できず，表層下脱灰ではなく，表層から歯質が消失し独特の肉眼所見を呈するようになります（B，C）．

酸蝕を疑わせる所見が認められたときには，食習慣についてくわしく問診します．たとえば，レモンをかじって食べる習慣から酸蝕を生じている症例なども報告されており，「何を」というだけでなく，「どのようにして」食べるのか，ということを聞き出さなければならないこともあります．ここで勘違いしてはいけないのは「酸性の食品を口にしてはいけない」のではない，ということです．酸性の食品を口にする習慣があったとしても，歯に影響が出ていなければ，その習慣を変化させる必要がありません．「酸蝕予防」と「齲蝕予防」とでは，意味や重みが違います．酸蝕を予防するために，食の楽しみを奪ってしまうことのないようにしましょう．

参考文献

1）楠　雅博：酸蝕症とブラッシング－食後30分間，ブラッシングを避けることの是非－1 臨床現場における酸蝕症．歯界展望，**124**（4）：726〜735，2015.

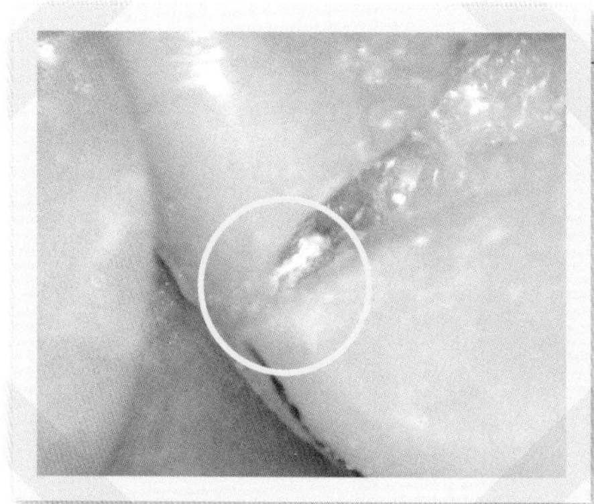

A マイクロクラック

隣接面のマイクロクラックを起点にして，内部への脱灰が進んでいるのがわかる．齲蝕病変のなかには，このような始まり方をしているものが存在すると想像できる

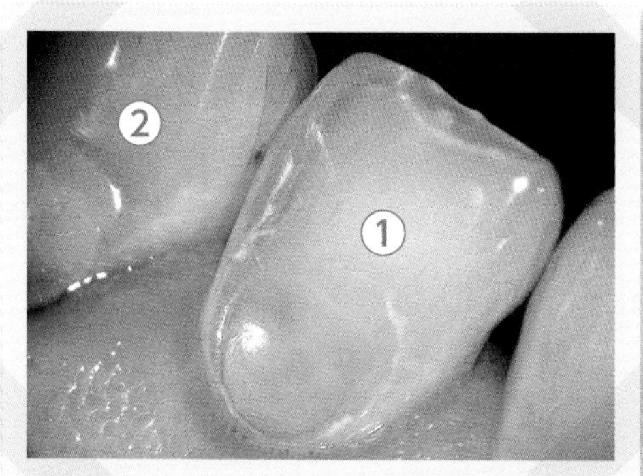

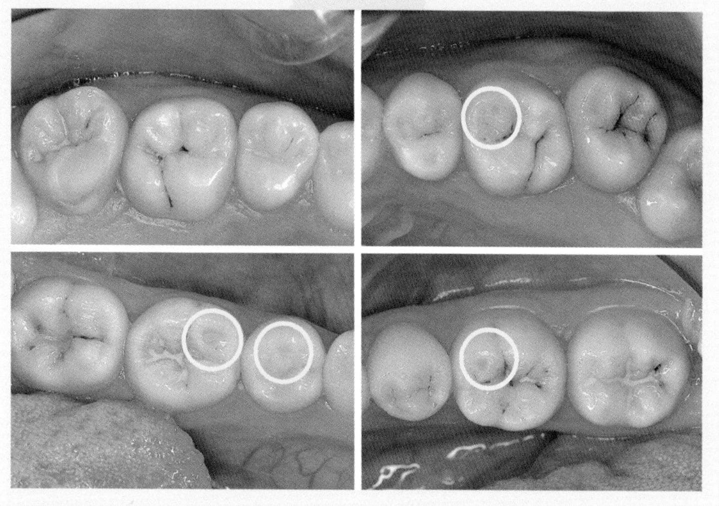

B 酸蝕

酸蝕は，左図のように光沢を保ったままエナメル質が欠損してしまったり（①），修復物の周囲の歯質がなくなってしまったりする（②）．また，右図のように臼歯部では，初期は咬頭頂に咬耗のような実質欠損を呈することがある

C 初期齲蝕病変，エナメル質形成不全，酸蝕の判別

エナメル質形成不全や酸蝕などによる歯質の崩壊を，齲蝕と区別していく必要がある．早期に鑑別することで，適切な対策をとることができる

	初期齲蝕病変	エナメル質形成不全	酸蝕
好発部位	すべての歯種	第一大臼歯あるいは切歯がもっとも高頻度	すべての歯種
影響領域	プラークが蓄積している領域	1歯以上の第一大臼歯および切歯の咬頭，切端	歯冠部のほぼ全面 隣接面と歯肉に近い領域には，あまり発現しない
肉眼所見（色調）	健全エナメル質よりも白く，透明度が低い（チョーク様）	黄～褐色	初期は正常な色調．進行すると象牙質が透けてみえる

Column 2 キシリトールの現在の評価は？

キシリトールは，齲蝕のコントロールの切り札のように考えられています．今日では，ガムだけでなく，タブレットや歯磨剤などにも含有されるようになってきました（A）．キシリトールが齲蝕を抑制するメカニズム（ミュータンスレンサ球菌の抑制など）はすでに解明されています（➡ 3-26）．

しかし，いくらミュータンスレンサ球菌が抑制されたとしても，結果として齲蝕病変の発生が減少しなければ，齲蝕の抑制効果はないということになります．キシリトールが齲蝕を抑制するというエビデンスを得るためには，観察期間がある程度長く，質の高い臨床研究によって，その効果を証明する必要があります．このような観点から，キシリトール含有製品の齲蝕抑制効果について調べた研究について，システマティックレビューが発表されています（B）．そのなかでは，キシリトールの齲蝕抑制効果に関しては質の高い臨床研究が存在せず，エビデンスの質は低いと結論づけられています．

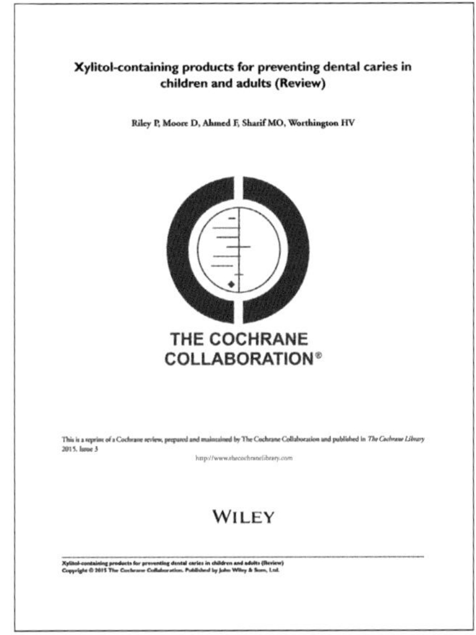

Xylitol-containing products for preventing dental caries in children and adults (Review)

Riley P, Moore D, Ahmed F, Sharif MO, Worthington HV

THE COCHRANE COLLABORATION®

This is a reprint of a Cochrane review, prepared and maintained by The Cochrane Collaboration and published in *The Cochrane Library* 2015, Issue 3

http://www.thecochranelibrary.com

WILEY

Xylitol-containing products for preventing dental caries in children and adults (Review)
Copyright © 2015 The Cochrane Collaboration. Published by John Wiley & Sons, Ltd.

B キシリトール含有製品の齲蝕抑制効果に関するシステマティックレビュー

（文献1）より）

また，個々の研究についても，キシリトールの効果が認められなかったとするものも存在しています．ただ，こういった論文は，ガムではない製品の抑制効果を検討しているものばかりです．このような結果をもって「キシリトールは効果がない」と結論づけてしまうのは早計です．筆者は，キシリトールの効果には，ミュータンスレンサ球菌の抑制だけでなく，ガムとして消費することによる唾液分泌量の増加も大きな意味をもっており，キシリトールはガムとして応用すべきだと考えています．

今後，キシリトールガムの効果を比較する臨床研究が多数なされ，その効果が質の高いエビデンスとして確立されることを期待しています．

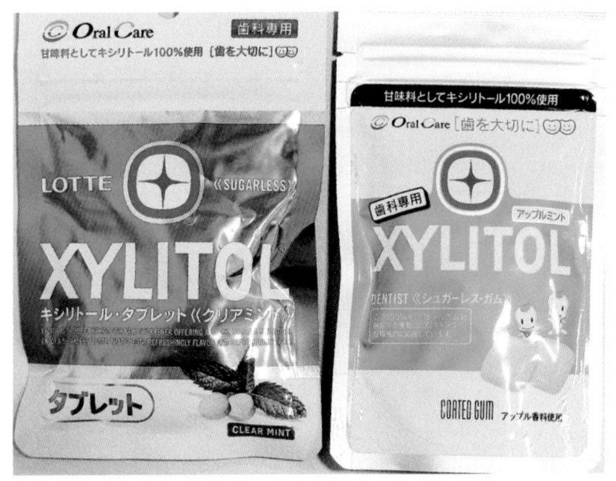

A キシリトール含有製品

キシリトールタブレット（ロッテ・オーラルケア，左），キシリトールガム 歯科専用（オーラルケア，右）

参考文献

1）Riley P, Moore D, Ahmed F, et al.：Xylitol-containing products for preventing dental caries in children and adults. *Cochrane Database Syst Rev*, **3**：CD010743, 2015.

Chapter

3

カリエス マネジメント

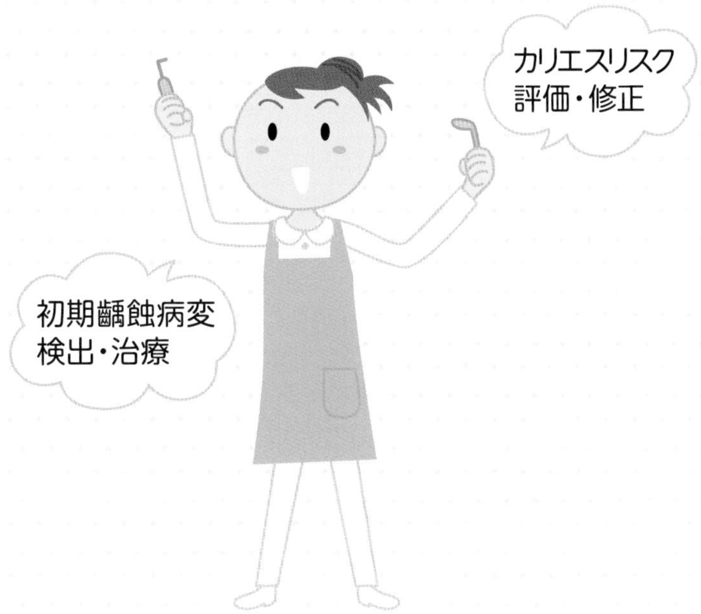

本章では，カリエスマネジメントに必要なリスクの評価と修正，初期齲蝕病変への対応について，具体的な方法を学びましょう．

22 カリエスマネジメントの概要

See! ➡1-3
個人単位，1歯単位

カリエスマネジメントでは，個人単位および1歯単位の診査，診断を統合して計画を立て，実行して，次回メインテナンスで再評価を行い，計画を立て直して……，ということを繰り返していくことになります（A，B）．齲蝕に限らず，歯科全般において，このような「繰り返し」，つまりメインテナンスがもっとも大切であるということはいうまでもありません．

1 個人単位での評価

「疾患そのもの」の診査を指し，脱灰と再石灰化のいずれが優位なのかを推測します．このためには，カリエスリスクについての情報を集める必要があります．メインテナンス段階では，全身状態，生活習慣，食習慣などの情報を更新していきます．齲蝕関連細菌や唾液に関するくわしい情報は，必要に応じて収集すればよいのです．具体的には，問診でこれといったリスクが確認できないにもかかわらず，齲蝕病変が発生してしまうような症例などでは，細菌や唾液に関する補足的情報が価値をもつと考えられます．

See! ➡3-24
補助的な診査

2 1歯単位での評価

カリエスマネジメントのもう1つの柱は，病変の検出と治療です．明らかな実質欠損に対しては修復治療が必要ですが，齲窩になっていない初期齲蝕病変に対しては，まず検出の精度をいかにして向上させていくかが第一のハードルになります．視診，X線写真，その他の検出機器を用いて，見落としを減らしていくようにします．

See! ➡3-30, 3-31, 3-32
初期齲蝕病変の検出

検出した病変については，修復処置が必要なのかどうかの判断が求められます．病変の進行度，活動性を考慮して治療方針を決定します．この際，メインテナンスに対するコンプライアンスも重要な判断基準となります．コンプライアンスが良好な患者さんに対しては，経過観察していくという判断を下しやすくなります．逆にコンプライアンスが低く，いつ来院するかわからないような患者さんの場合には，充塡などの処置に踏みきることが多くなります．

See! ➡1-3, 3-33, 3-34
病変の進行度，活動性

参考文献

1）Rothman KJ, Greenland S：Causation and causal inference in epidemiology. *Am J Public Health*, **95**（Suppl1）：S144-150, 2005.

2）Ismail AI, Tellez M, Pitts NB, et al.：Caries management pathways preserve dental tissues and promote oral health. *Community Dent Oral Epidemiol*, **41**（1）：e12-40, 2013.

A 多因子疾患における因果関係の考え方

複数の要因が関与する因果関係では，その因子の組み合わせは一通りとは限らない．必ず疾病が起こるような要因の組み合わせを「**十分要因群**」といい，十分要因群に含まれる個々の要因を「**構成要因**」という．
すべての十分要因群に含まれる要因（A）を「**必要要因**」という．たとえば，エナメル質齲蝕であれば「ミュータンスレンサ球菌の存在」が必要要因であり，構成要因がリスクファクターであげられているさまざまな要因（➡ 2-10）ということになる
（文献1）より）

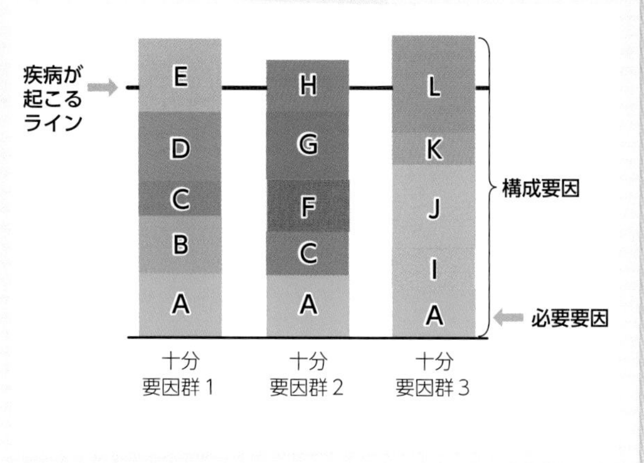

マネジメント

- 総体的カリエスリスクのマネジメント
- 病変のマネジメント；
  初期病変（非侵襲的）
  中程度病変（最小限の修復治療）
  重度病変（通常の修復治療）
- ほかの非齲蝕病変のマネジメント
- 一次予防プラン
- リコールとモニタリング

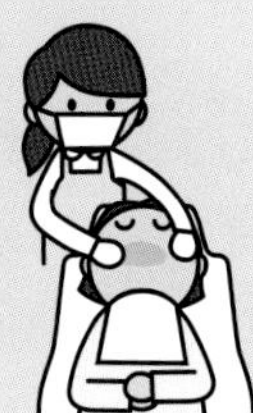

問診データ

- 主訴
- 既往歴（歯科および医科）
- 唾液の分泌と組成に影響を及ぼす全身疾患，薬剤服用の有無
- 社会・経済的要因
- フッ化物の使用状況
- 食習慣
- 口腔衛生習慣
- 生活状況
- 患者さんの好み

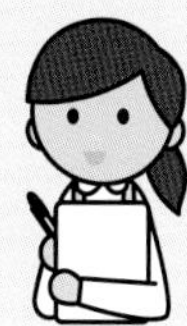

カリエスマネジメントサイクル

データの統合と診断

- 初期，中程度および重度の活動性病変
- 各ステージの停止した病変
- 患者さんのカリエスリスク
- 異なるマネジメントの選択肢に関する患者さんの希望

臨床データ

- 各歯面における齲蝕病変の進行状況
- 個々の齲蝕病変の活動性
- バイオフィルムの状態
- X線写真およびその他の付加的診査
- 既存の修復物のケアの状況
- ほかの齲蝕に関連するリスクファクター

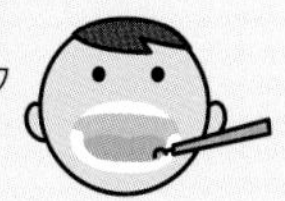

B カリエスマネジメントサイクル

齲蝕のマネジメントは，得られた情報（黄色枠，緑枠）を統合して評価し（赤枠），それに基づいた処置を行う（青枠）というサイクルを繰り返すことが大切である

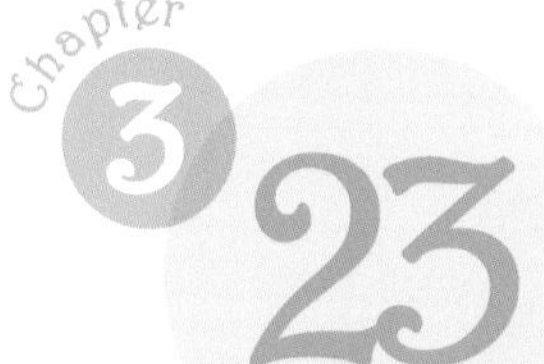

カリエスリスクアセスメント①
基本的な診査

カリエスリスクアセスメントとは，個人単位で病態を推測するための情報収集のことです．まずは，基本的な問診，視診（口腔内写真を含む），X線写真による診査などを行います．

1 問診

全身状態，生活環境の変化，食習慣の変化，ホームケアの状態などについて聞きます（A）．重要なことであっても，患者さんがそれほど重要だと認識していない事柄もあるので，何気ない会話の内容にも注意を払いましょう．聞き出せた内容は，サブカルテなどにしっかり記録しておきましょう（B）．こうすることで，より"パーソナルな歯科医療"を提供できるようになります．

2 視診

See! ⇒1-4
DMFT，dft

まず，齲蝕経験について把握しましょう．齲蝕経験とはDMFTやdftで表されます．これらを判断する際には，患者さんの年齢を考慮することが非常に重要です．たとえば，「7歳でDMFT＝1」はとてもハイリスクと考えられますが，「65歳でDMFT＝1」はきわめてローリスクです（C）．齲蝕経験というのは時間経過とともに積みあげられていくものなので，歯が萌出してからの時間が短い小児においては，DMFT＝0が必ずしもローリスクを意味するものではないことを，しっかり認識してもらう必要があります．

また，ミラーを頬粘膜にくっつけるというごく簡単な方法で，口腔内の乾燥状態を確認することができます．口腔内の状態（肉眼所見）を記録しておくためには，規格性のある口腔内写真を撮影しておく必要があります．定期的に撮影することで，なんとなく見ていただけでは気づかないような変化にも気づくことができ，メインテナンス中のより的確な判断にもつながってきます．また，撮影した写真は，診査資料なので必ず患者さんにも見ていただくのはいうまでもありません．そうすることによって，私たちの伝える話の内容が他人事ではなくなるのです．

3 X線写真診査

See! ⇒3-31
X線写真の撮影頻度

視診には病変検出の面で限界があるため，X線写真を併用します．隣接面齲蝕の診査には咬翼法X線写真が有効です．メインテナンス中にもときどき撮影しますが，その頻度については後述します．

A 全身状態の問診

いかなる状況が齲蝕に影響を与えるのかを知ったうえで，聞き漏らすことのないよう問診していかなくてはならない

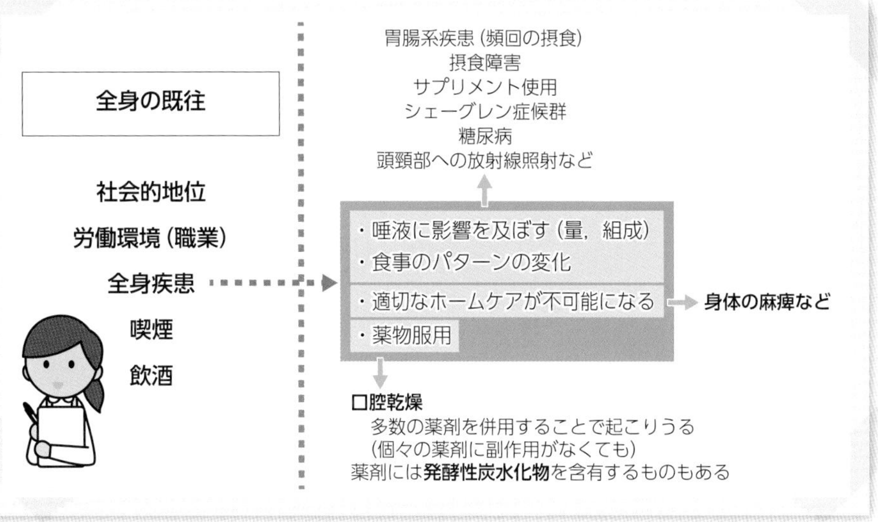

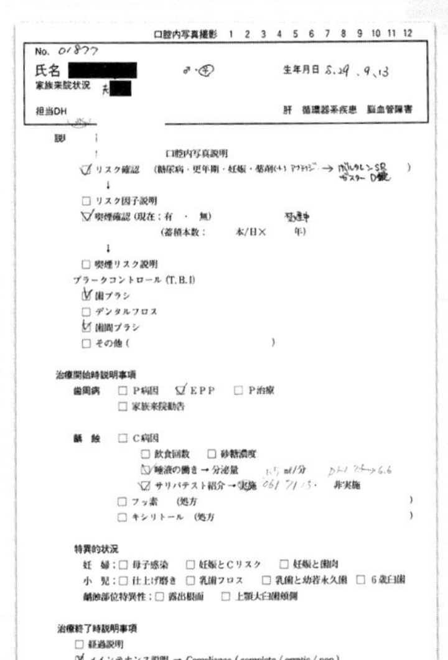

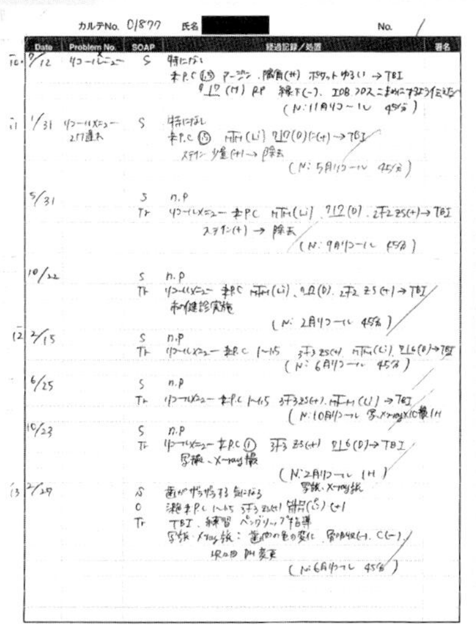

B サブカルテへの記録

院内で患者情報を共有するために記載しているサブカルテ．当院では，歯科衛生士だけでなく，歯科医師，受付も記載している

C 年代別初診時DMFT

2011年1月以降の初診患者のデータ．カリエスリスクの指標としてDMFTを評価する場合は，患者さんの年齢と組み合わせて考えなければならない．小児のDMFT＝0が必ずしもローリスクを意味しないのとは逆に，高齢者の低DMFTは少なくともエナメル質に関してはローリスクである（伊藤歯科クリニックデータより）

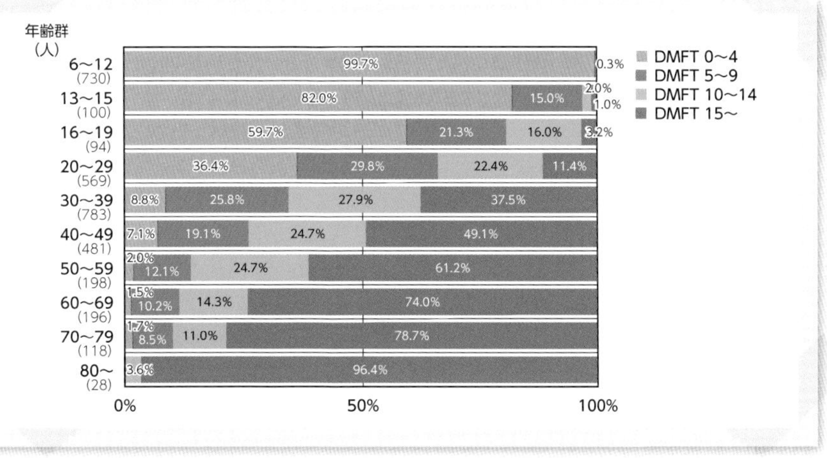

カリエスリスクアセスメント②
補助的な診査

1 補助的な検査の利点

基本的な問診，視診などの結果から，さらにくわしい状況把握が必要だと判断した場合に，齲蝕原性細菌や唾液緩衝能などについて調べる検査を行うことがあります（A～C）．これらはあくまでも**補助的な検査であり，無条件に行うものではない**ことを強調しておきたいと思います．

このような検査を用いることによって，以下のような利点が得られます．

1) 患者さんの理解を得やすい

患者さんに，カリオロジーの知識やご自身の状況を知っていただくにあたって，個別の具体的なデータがあれば，理解を得やすい

2)「齲蝕という疾患」に対するアプローチを決定できる

個々の患者さんについて，リスクを把握することにより，どのような点を改善すればいいのかがわかる

3) 患者さんの近い将来を予測できる

その患者さんが，そのままの状態で時間が経過したときに，どのような状態になるかを予測できる．私たちは，その予測をくつがえすために，リスクを改善したり，メインテナンス間隔を調整したりする

2 検査の注意

See! ➡ 2-13
ラクトバシラス菌

いくつかの検査システムが利用可能です．「診療室内で自分で処理するもの」と，「検体を検査ラボに送って，分析してもらうもの」があります．検体は，唾液かプラークです．細菌に関する検査を行うにあたっては，いくつか気をつけておかなければならないことがあります．

1) 検査を行うタイミング

齲窩が存在している状態で検査を行うと，齲蝕関連細菌は多めに検出されるため，必要以上にハイリスクの人であると判断して，過剰なコントロールを行ってしまう可能性がある．筆者の診療室では，修復治療などが完了し，メインテナンスに移行できる状態になってから検査を行い，メインテナンス間隔を決定する際の一助としている

2) 咀嚼材の使い方

咀嚼材（ガム，パラフィンなど）を用いる検査では，咀嚼材を噛むことで歯面から細菌を唾液中に落とし，その唾液から細菌を拾っている．したがって患者さんには，口腔内のいろいろな部位で咀嚼材を噛んでもらうよう指導する．また，検査システムによって咀嚼材の材質が異なり，歯面から細菌を剥がす力も変わってくるため，必ず決められた咀嚼材を使用する

使用する**検査システムの操作に習熟して，利点，欠点を理解したうえで結果を解釈する**ようにしましょう．

参考文献

1）Bratthall D著，柳澤いづみほか訳編：カリエスリスク判定のてびき．Eiko Corporation，東京，1994.
2）今里　聡監，林　美加子，伊藤　中編：削るう蝕 削らないう蝕．クインテッセンス出版，東京，2013.

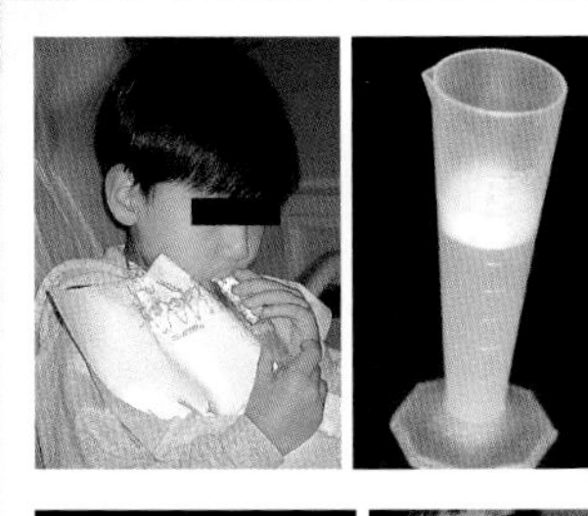

刺激時唾液の分泌量
パラフィンを咀嚼しながら，唾液を5分間搾取する

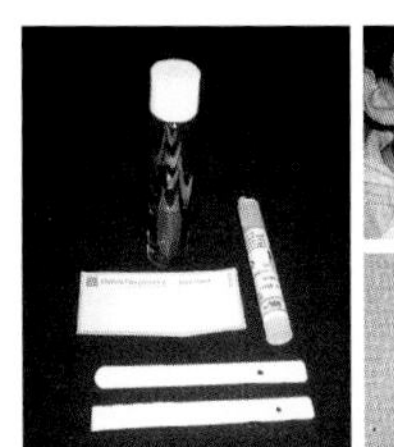
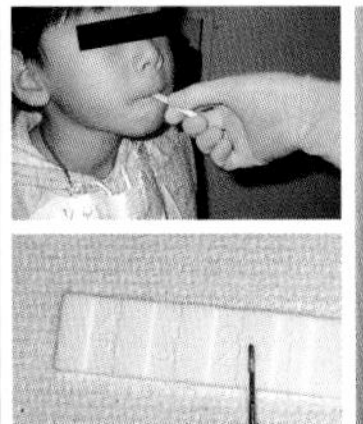
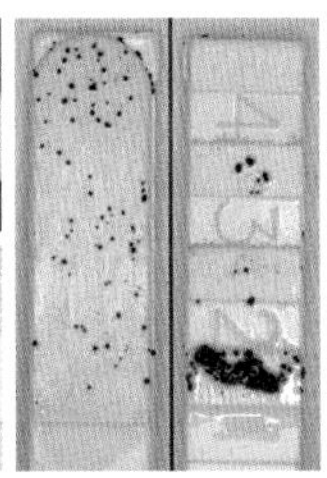

菌数 (CFU/mL)	$<10^5$	10^5	5×10^5	$\geqq10^6$
スコア	0	1	2	3

ミュータンスレンサ球菌数
培地を舌背に接触させ，2日間培養する．培養液にはバシトラシンを投入する．4部位限定のサイトストリップスは，直接プラークを塗布して培養する（デントカルトSM）

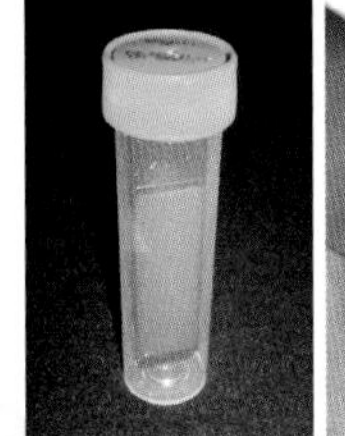
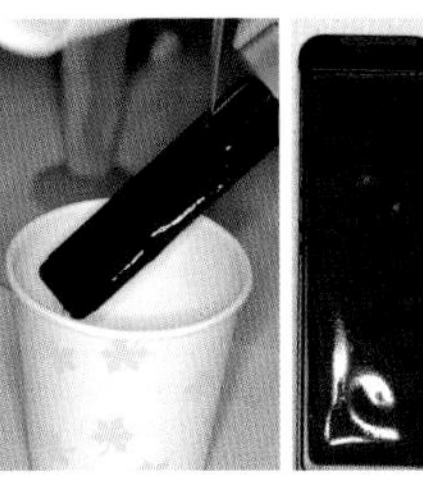
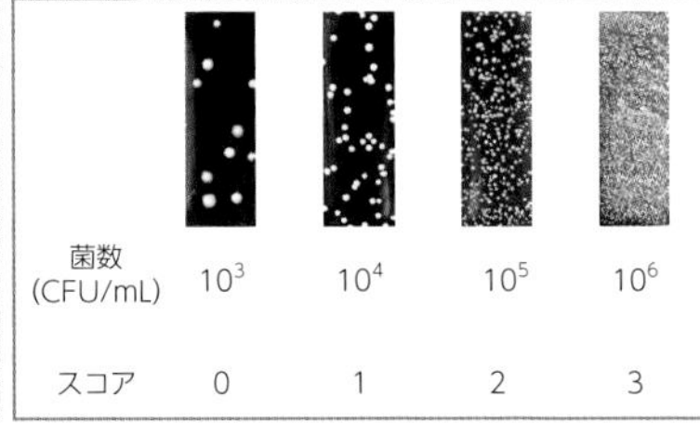

ラクトバシラス菌数
唾液を培地にたっぷりかけて，4日間培養する（デントカルトLB）

A 刺激時唾液量の検査と「デントカルト」（オーラルケア）による検査

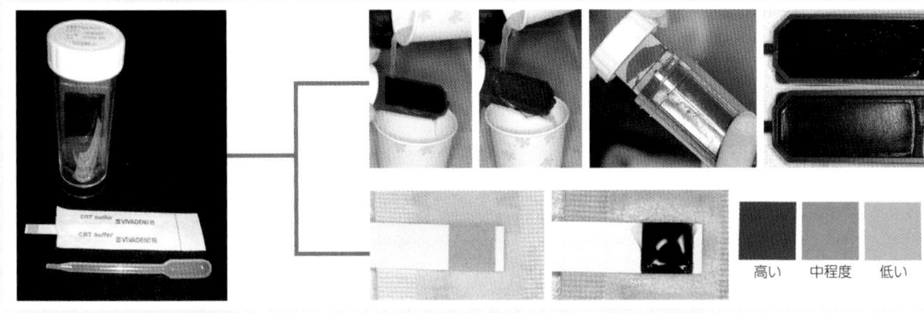

ミュータンスレンサ球菌数，ラクトバシラス菌数
培地の表と裏でミュータンスレンサ球菌，ラクトバシラス菌が培養できるようになっている．CO_2を発生する錠剤を入れて，嫌気的条件を再現できるよう工夫されている（CRTバクテリア）

唾液緩衝能
試験紙に唾液を滴下し，5分後の色の変化で判定する（CRTバッファ）

B 「CRT」（白水貿易）による検査

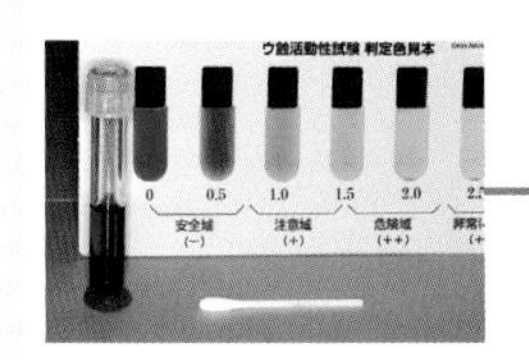
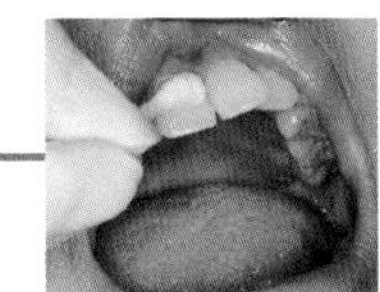
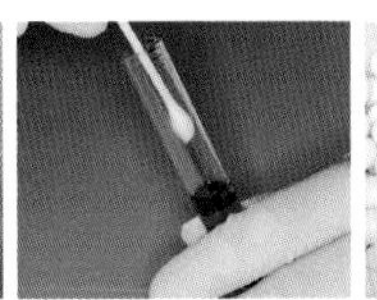
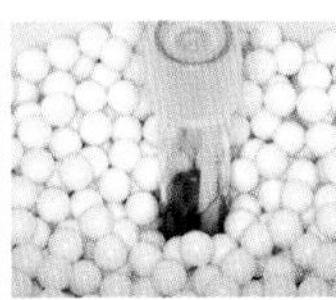

齲蝕活動性
綿棒で歯面を拭い，試験液に入れて，色の変化で齲蝕活動性を判定する．メインテナンス中には，このような簡易な方法でリスクをモニタリングするのも有効である．デントカルトの結果と照らし合わせると，1.0以下はSM，LBスコアとも1以下，2.0以上ではSM，LBスコアとも2以上であった[2)]

C 「シーエーティ21テスト」（ウィルデント）による検査

カリエスリスクの修正①
基本的な考え方

❶ リスクをどのように修正していくべきか

齲蝕は多因子疾患であり，何か１つの要因だけで引き起こされるようなものではありません．原因菌の存在は必須ですが，それだけでは不十分です．原因菌が口腔内に存在しても，齲蝕経験のない人は少なくありません．齲蝕に限らず，臨床疫学には，**「疾患というのは，望ましくない多くの要因が積み重なって，あるレベルから溢れ出してしまったときに発症する」**という考え方があります．

See! ➡ 3-22
多因子疾患における因果関係

したがって，カリエスリスクを修正する場合に重要なことは，すべての要因を改善しようとすることではなく（もちろん改善できればよいに決まっているのですが），まず**その患者さんにとって改善可能な要因が何であるかを考える**ことです．すべての要因を改善しなくても，**発症の閾値を超えてしまわないように，できることを確実に行う**ということです．多くの要因を改善できれば，それだけ患者さんを安全な状態におくことができますが，患者さんの日常生活に歪みをきたすことのないように，より効率的な改善策を患者さんといっしょに考えていくようにしましょう．

❷ リスクをわかりやすく提示するために

患者さんにご自身のリスクを理解していただきやすくするためには，検査結果を視覚的に提示するのが有効です．たとえば表やレーダーチャートにすれば，弱点がわかりやすくなります（A）．表やレーダーチャートの内容は，それぞれの診療室の診査システムに合わせて，使いやすいように作っていけばいいと思います．

また，コンピューターのソフトにも「カリオグラム」という便利なソフトがあります（B）．データを入力していくと，その患者さんの「齲蝕を避ける可能性」が数字で表示されます．リスクを改善した場合の変化を，目の前で患者さんに見せることも可能で，モチベーションには非常に役立ちます．

参考文献

1）Bratthall D：Dental caries：intervened — interrupted — interpreted. Concluding remarks and cariography. *Eur J Oral Sci*, **104**（4）：486-491, 1996.

A 伊藤歯科クリニックで使用している表とレーダーチャート（記入例）

チャートの左半分は防御因子，右半分は危険因子になっている

回数	1	2	3
ミュータンスレンサ球菌	2		
ラクトバシラス菌	1.5		
飲食（回／日）	3		
プラークスコア	2		
その他の危険因子	（＋）		
唾液量（mL/分）	0.8		
唾液の質	ねばねば		
緩衝能	緑		
フッ化物（家）	（＋）		
フッ化物塗布	（－）		
キシリトール	2		
ブラッシング（回／日）	2		
永久歯齲蝕	9本		
乳歯齲蝕	／		
欠損	／		
無髄歯	／		
露出根面	／		
pH 6.9→5.6			

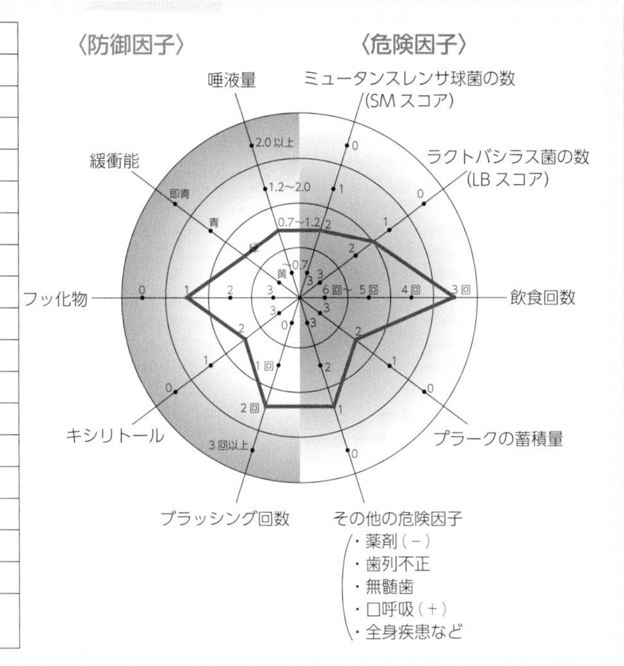

防御因子

- **唾液量**
  パラフィンを 5 分間咀嚼したときに分泌される刺激時唾液量
- **唾液緩衝能**
  デントバフ ストリップ（オーラルケア）の色の変化を示す．「即青」と「青」の違いは，色が変化するまでの時間
- **フッ化物の使用状況**
  「フッ化物をまったく使用していない」を 3，「定期的に診療室で塗布を受けているが，家庭では使用していない」を 2，「家庭で使用しているが，診療室での塗布を受けていない」を 1，「家庭と診療室の両方で使用」を 0 としている
- **キシリトールの使用状況**
  「まったく使用していない」を 3，「ときどき使用する」を 2，「1 日 1 回は使用している」を 1，「毎食後使用している」を 0 としている
- **ブラッシング回数（1 日）**
  ホームケアが生活習慣として確立しているかどうかを評価する

危険因子

- **ミュータンスレンサ球菌の数（SM スコア）**
  デントカルト SM（オーラルケア）のスコアを用いている
- **ラクトバシラス菌の数（LB スコア）**
  デントカルト LB（オーラルケア）のスコアを用いている
- **飲食回数（1 日）**
  発酵性炭水化物を摂取した回数．ジュースなどをすこし口に含んだだけでも 1 回にカウントする
- **プラークの蓄積量**
  ホームケアの質を表現している．プラークを染色し，プラークスコアにて評価する
- **その他の危険因子**
  脱灰を促進するような全身疾患や服用薬剤，歯・歯列の状態や習癖（口呼吸など）のような因子の数を表現する

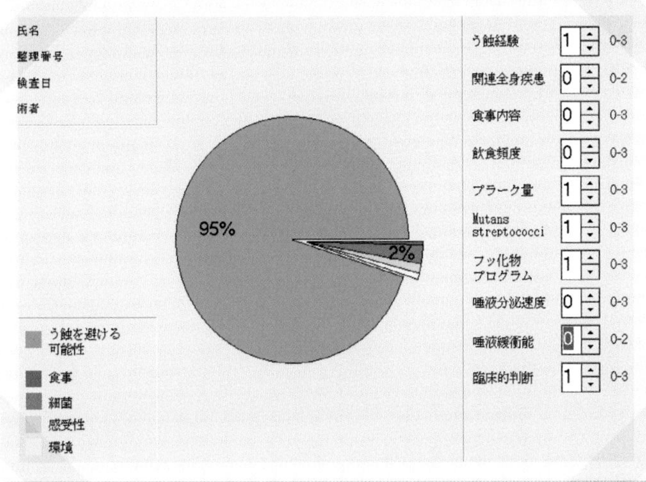

B カリオグラム（オーラルケア）

デントカルト（オーラルケア）の検査システムと連動する形で提供されているソフト．10項目中7項目に入力されれば，データは表示される．その場合は，欠測項目のスコアは「2」として計算されている

Chapter 3

26 カリエスリスクの修正②
齲蝕関連細菌に対して

See! ➡ 2-11
生態学的プラーク仮説

See! ➡ 3-27
フッ化物の齲蝕予防メカニズム

1 基本の対応

酸産生菌であるミュータンスレンサ球菌とラクトバシラス菌のリスクを軽減する対策について考えてみます．生態学的プラーク仮説の項で説明したように，炭水化物の摂取頻度が多くなると，これらの細菌が増殖してしまうことが考えられます．まずは，適切な食生活を確立することが第一です．また，フッ化物には抗菌作用があり，歯質の耐酸性の向上にも寄与するため，必ず使用してもらうようにしましょう．

細菌を抑制するというと，抗菌薬の使用を思い浮かべてしまいがちですが，齲蝕関連細菌が常在菌の一部であること，齲蝕という疾患が多因子性疾患で，病原性細菌であってもリスクの１つにすぎないことなどを考えると，このようなアプローチの必要性はやや低いのではないかと考えています．あらゆる要因を改善したにもかかわらず，齲蝕病変が頻発し，残る改善策が齲蝕関連細菌の除去しかないという場合に限られるのではないでしょうか．

2 ミュータンスレンサ球菌への対応

See! ➡ Column②
キシリトールの現在の評価

ミュータンスレンサ球菌に対して，特に効果的なのがキシリトールです（A）．高い齲蝕誘発能を有するミュータンスレンサ球菌は，キシリトールに対する感受性が高く，その増殖が抑制されます．ミュータンスレンサ球菌に関してハイリスクの患者さんには，**毎食後にキシリトールガムを噛んでもらう**ように指導することがあります（B）．

3 ラクトバシラス菌への対応

ラクトバシラス菌は，**発酵性炭水化物の摂取頻度を反映する**とされています．また，口腔内に**不適合な修復物や齲窩などラクトバシラス菌でも生息できる部位が多いと増加**します．つまり，状況によっては，修復治療もカリエスリスク軽減の役割を果たすことになります．

参考文献

1）浜田茂幸・大嶋　隆編：新・う蝕の科学．医歯薬出版，2006.

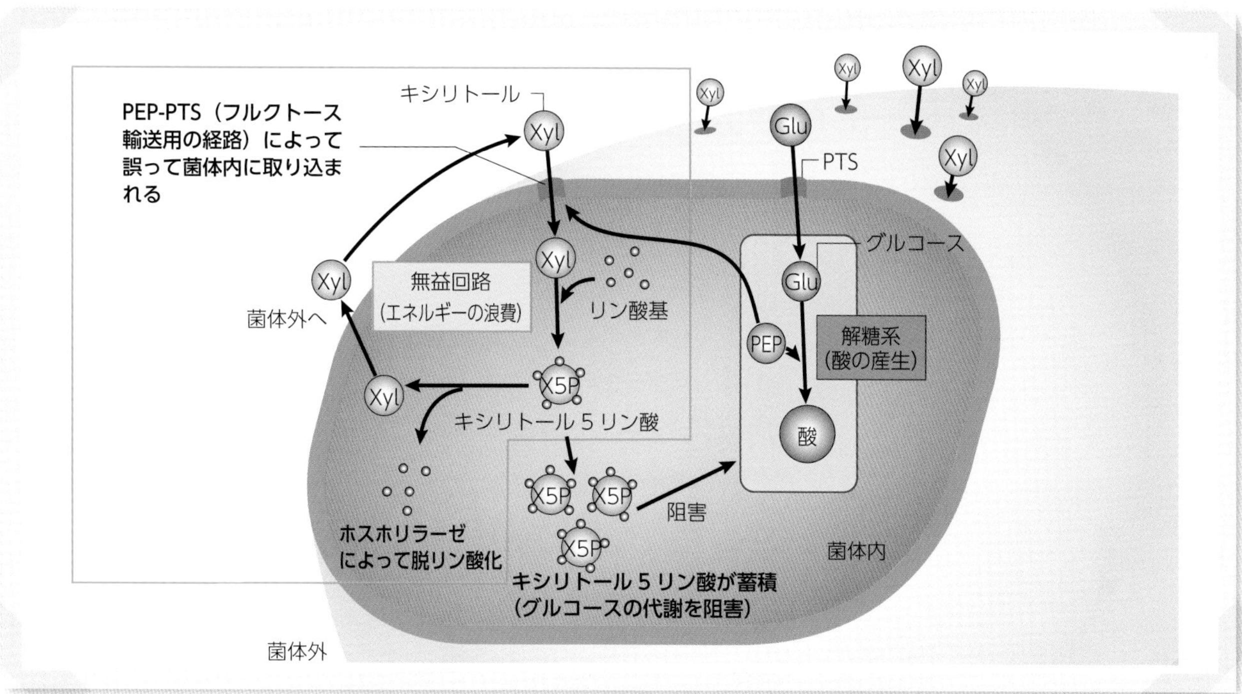

A キシリトールによるミュータンスレンサ球菌の抑制

細菌細胞内に取り込まれたキシリトール（Xyl）はリン酸化され，キシリトール5リン酸（X5P）に変化する．X5Pのうち菌体内に蓄積されたものは，グルコース（Glu）が酸に代謝されること（解糖系）を阻害し，蓄積されなかったものは脱リン酸化されて元のXylの形で菌体外に排出され，結果，細菌はXylから何も得ることなく，逆にエネルギーを消費する（無益回路）．つまり，Xylは細菌の酸産生と増殖を抑制している

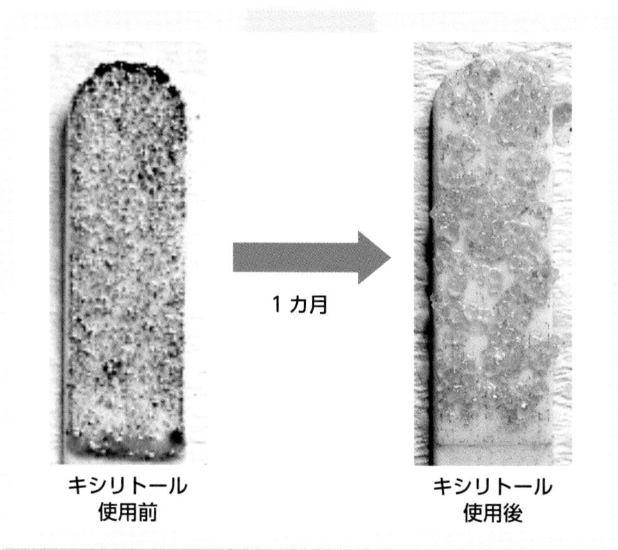

B キシリトールガム使用前後のミュータンスレンサ球菌の変化

キシリトールガムを使用（方法：毎食後に100％キシリトールガムを1粒噛んでもらう）したところ，ミュータンスレンサ球菌の検査（デントカルトSM）において，透明度の高いコロニーに変化，その密度も低くなった（➡ Column②）

カリエスリスクの修正③ ホームケア，フッ化物の使用

カリエスリスクコントロールにおいては，当然のことながらホームケアの質の向上が大きな意味をもちます．プラークを歯面から除去する技術の向上もさることながら，フッ化物の利用がとても重要です（A，B）．フッ素は多くの食品に含まれている必須栄養素の1つです．フッ素は反応性の高い元素で，食品中ではフッ化ナトリウムやフッ化カルシウムとして存在しています．

フッ化物による齲蝕予防のメカニズムは，

- フルオロアパタイトの生成や再石灰化の促進による「歯質強化（耐酸性の向上）」
- プラーク中の細菌の解糖系に対する抗酵素作用による「酸産生の抑制」「抗菌作用」

で，結果的に脱灰も抑制されます．

1 歯質強化

高濃度（1,000 ppm以上）のフッ素イオンは，フッ化カルシウムを形成し，エナメル質に結合します．ホームケアで使用する低濃度のフッ素イオンは歯面やエナメル質結晶の周囲に吸着，被覆することで，歯を酸から保護します．しかし，口腔内に供給されたフッ素イオンは1日ほどでほぼ消失してしまうため，ブラッシングのたびにフッ素イオンを供給しなおすことが必須です．

Check!

ppm（パーツ・パー・ミリオン）

おもに濃度を表すために用いられる単位．100万分のいくらであるかを示す．つまり1,000,000 ppm＝100％である．フッ素濃度1,000 ppmの歯磨剤1g中には，1mgのフッ素が配合されている

2 細菌への影響

フッ素は，菌体内へのグルコース取り込みを阻害します．また，エノラーゼという酵素の活性を阻害することで，菌体外への有機酸の放出を阻害します．

日本においては，フッ化物の使用法として洗口，歯面塗布，歯磨剤があげられます（C）．もっとも重要なのは歯磨剤で，効果を発揮するフッ素濃度は550～1,000 ppmとされています．フッ化物が配合されていたとしても，フッ素濃度が250 ppm未満の歯磨剤の有効性は認められていません．ただし，歯磨剤の成分によっては，フッ素イオンがカルシウムイオンなどと結合してしまい，額面どおりの効果が得られない場合もありえるので要注意です．

参考文献

1）日本口腔衛生学会フッ素研究部会：フッ化物局所応用に関するガイドブック．口腔保健協会，東京，1985.

2）荒川浩久監修，秋本　進，海老沼緑ほか著：別冊歯科衛生士 歯科衛生士のためのフッ化物応用のすべて．クインテッセンス出版，東京，2005.

A フッ化物使用の有無とプラーク内pHの関係

フッ化物を継続的に使用することによって，歯質の臨界pHが低下し，さらに細菌の酸産生が抑制されることなどにより，脱灰が抑制される

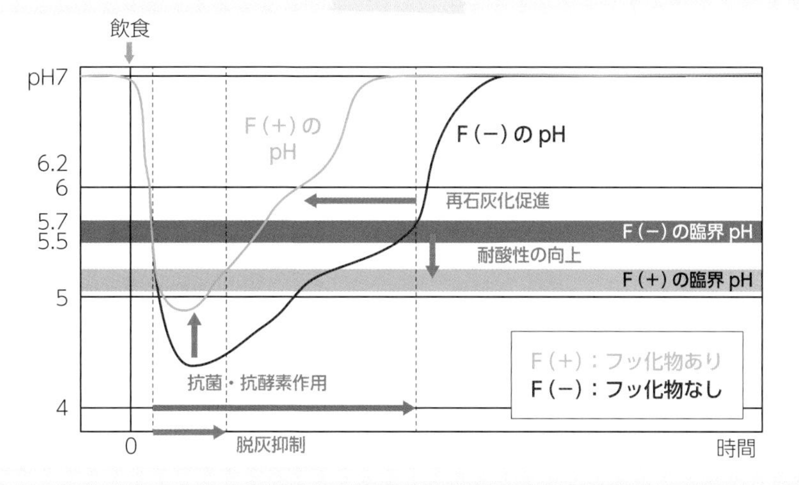

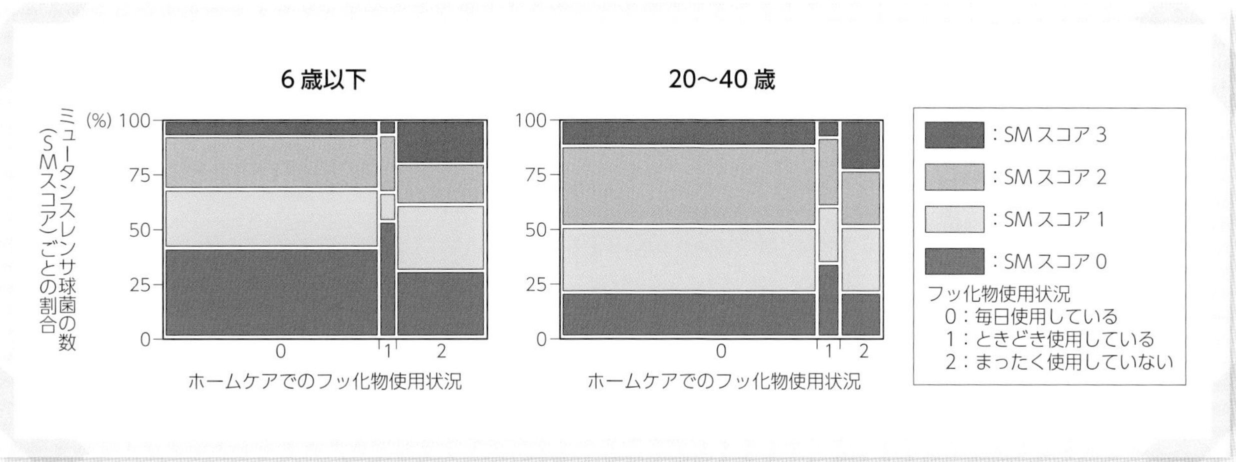

B ホームケアにおけるフッ化物使用状況とミュータンスレンサ球菌スコア

フッ化物をまったく使用していない群（フッ化物使用状況 2）では，SMスコア 3の個人の比率が有意に高くなっている（伊藤歯科クリニックデータより）

C フッ化物局所応用法における使用量およびおよその口腔内残留フッ素量

使用方法にかかわらず口腔内に残留する量は非常に少ない．通常の使用法では安全である（文献2）より）

方法	用いる溶液・剤形のフッ素濃度	1回の使用量	1回のフッ素量(mg)	フッ素の口腔内残留率(%)	フッ素の口腔内残留量(mg)
フッ化物歯面塗布	9,000 ppm (2% NaF)	≦2 mL	≦18	6〜17	1〜3 (平均1.83)
フッ化物洗口 週1回	900 ppm (0.2% NaF)	≦10 mL	≦9	10〜15	1〜1.5
フッ化物洗口 1日1回	100〜500 ppm (0.022〜0.11% NaF)	≦10 mL	1〜5	10〜15	0.1〜0.75
フッ化物配合歯磨剤	≦1,000 ppm	≦1 g	≦1	≦30	≦0.3

1杯の緑茶，紅茶に含まれるフッ素量0.03〜0.1 mg
成人が飲食物から1日に摂取するフッ素量0.75〜2.15 mg

カリエスリスクの修正④ フッ化物の安全性

フッ素の有害な作用について，必要以上に気にされる患者さんも少数ですがいらっしゃいます．たしかにフッ素には，一度に大量に摂取した場合に起こる「急性中毒」と，長期にわたって過剰量を摂取しつづけた場合に起こる「慢性毒性」が知られています．成人では，まずこのようなことは起こらないと考えられますが，身体が小さく，フッ化物に対する知識もあるはずのない小児については，配慮が必要になります．

1 急性中毒

フッ素の経口摂取による急性中毒でもっとも軽いのは，悪心，嘔吐，下痢などの腹部症状で，体重1kgあたり2mgのフッ素を摂取することで発症します（A）．

たとえば，体重10kgの小児であれば，フッ化物配合歯磨剤で20g，フッ化物洗口剤であれば44mLを一度に飲み込まない限り起こりません．小児のフッ化物配合歯磨剤の使用量はエンドウ豆ぐらいの大きさ（pea-sized amount）が推奨されています．この量は約0.25gで，仮にフッ素濃度が1,000ppmの歯磨剤を使用したとすると口腔内に入るフッ素の量は0.25mgとなり，たとえすべてを飲み込んでしまったとしても，急性中毒を起こす量よりはるかに少ないということになります．

2 慢性毒性

慢性毒性の代表は，歯のフッ素症です．歯の形成期（B）に過剰量のフッ素が摂取されると歯の形成不全が起こってしまいます．うがいがうまくできなかったり，歯磨剤を飲み込んでしまうような幼児では，顎骨内では永久歯が形成しはじめているため，使用量に注意を払う必要があります（C）．

参考文献

1）日本口腔衛生学会 フッ化物応用研究委員会編：フッ化物応用と健康─う蝕予防効果と安全性─．口腔保健協会，東京，1998.

2）眞木吉信編：フッ化物をめぐる誤解を解くための12章．医歯薬出版，2014.

3）Schour I, Massler M：Development of human dentition. *J Am Dent Assoc,* **20**：379-427, 1941.

4）杉山精一，高澤みどり，荒川浩久ほか：「フッ化物入りの歯磨剤を使ってください」とだけ説明していませんか？ ─小児向けのフッ化物配合歯磨剤の指導を見直そう─．歯科衛生士，**33**（10）：17〜30，2009.

5）American Academy of Pediatric Dentistry：Guideline on Fluoride Therapy. 2014. http://www.aapd.org/media/policies_guidelines/g_fluoridetherapy.pdf

症状	発現量	体重10kgの1歳児に発現する各製剤の摂取量
腹部症状 悪心，嘔吐，下痢	2mg/kg	フッ化物歯面塗布剤；2.2g(2.2mL) フッ化物配合歯磨剤；20g(20mL) フッ化物洗口剤；44g(44mL)
見込み・推定中毒量 低カルシウム血症 心不整脈	5mg/kg	フッ化物歯面塗布剤；5.6g フッ化物配合歯磨剤；50g フッ化物洗口剤；111g
確実な致死量 心，腎，中枢神経における中毒	32~64mg/kg	フッ化物歯面塗布剤；35.6~71.1g フッ化物配合歯磨剤；320~640g フッ化物洗口剤；711~1,422g

A フッ化物急性中毒(経口摂取)

(文献2)より)

歯種	歯の形成がはじまる時期	歯冠が完成する時期	生える時期		歯根が完成する時期
			上顎	下顎	
1	胎生5カ月ごろ	4~5歳	7~8歳	6~7歳	9~10歳
2	胎生5~5.5カ月	4~5歳	8~9歳	7~8歳	10~11歳
3	胎生5.5~6カ月	6~7歳	11~12歳	9~10歳	12~15歳
4	出生時	5~6歳	10~11歳	10~12歳	12~13歳
5	7.5~8カ月	6~7歳	10~12歳	11~12歳	12~14歳
6	胎生3.5~4カ月	2.5~3歳	6~7歳	6~7歳	9~10歳
7	8.5~9カ月	7~8歳	12~13歳	11~13歳	14~16歳
8	3.5~4歳	12~16歳	17~21歳		18~25歳

B 歯のフッ素症

歯の形成期中に，過剰な量のフッ化物を継続的に摂取することにより生ずる歯の形成障害．うがいがうまくできなかったり，歯磨剤を飲み込んでしまうような年齢におけるフッ化物配合歯磨剤の使用量に配慮する．特に2~3歳ごろは，臼歯部の歯冠部が形成されつつある時期であり，注意が必要(文献3)より)

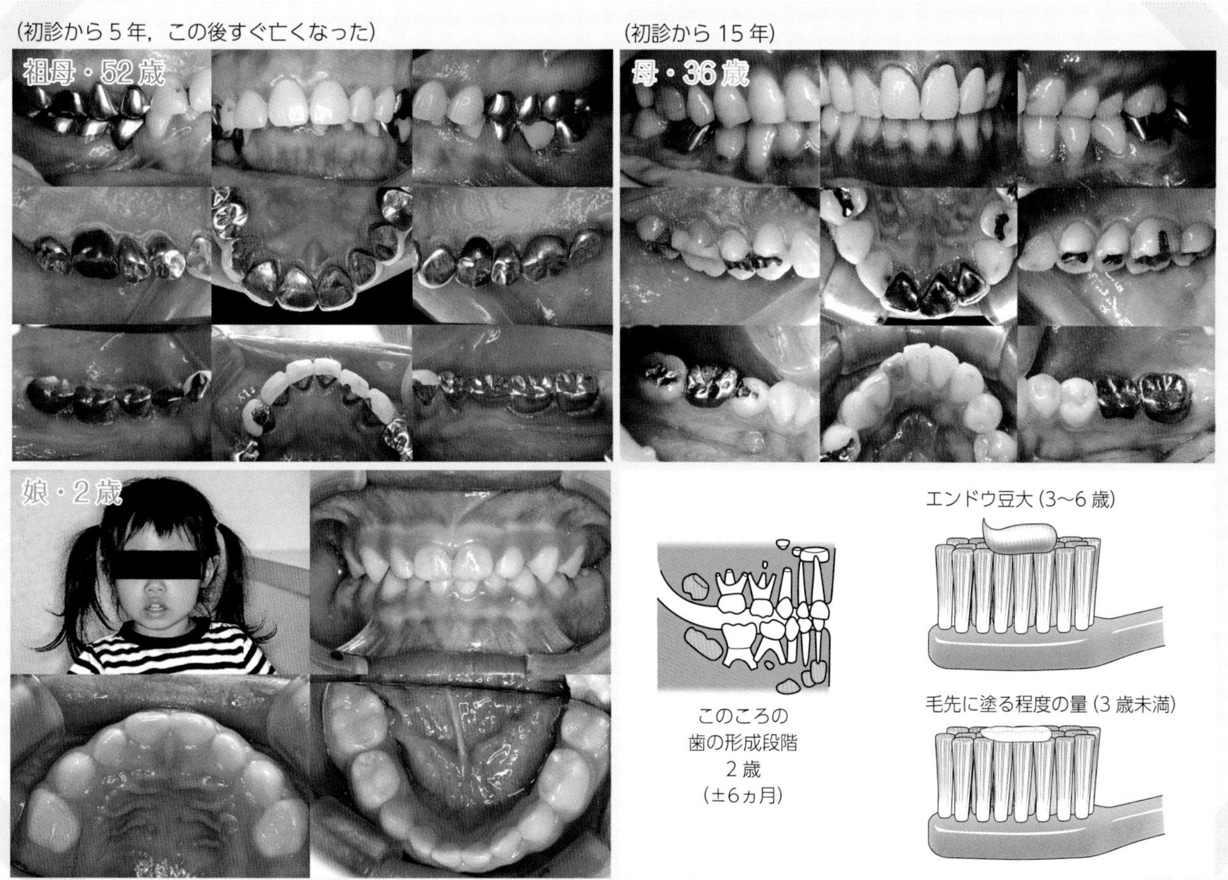

C カリエスリスクの高い母親の心配に対して

2歳でメインテナンスを希望して来院した女児．祖母(故人)，母ともカリエスリスクが高く，当院でメインテナンスを受けていた(本症例における祖母，母がColumn①の母，娘にあたる)．母親は自分が苦労した経験から娘の齲蝕を心配していた．フッ化物のジェルとフッ化物配合歯磨剤の併用について質問を受けたが，飲み込んでしまう可能性を考慮し，いずれかをごく少量使うのがよいと指示した．アメリカ小児歯科学会のガイドラインでは3歳未満では毛先に塗り染み込ませるぐらいの量，3~6歳ではエンドウ豆大の量のフッ化物配合歯磨剤を使用すべきとしている

カリエスリスクの修正⑤
食習慣

① 飲食回数について

齲蝕原性細菌は，砂糖だけではなく，発酵性炭水化物を利用して酸を産生します．たいていの飲食物には炭水化物が含有されていますし，飲食時に歯面に細菌がまったく存在していないということも考えられません．つまり，水やお茶などを除いて，飲食時には必ず歯面で酸が産生されると考えて間違いありません．

つまり，齲蝕をコントロールしていくために望ましい食事の摂り方は，「砂糖の量を少なくする」ことではなく，「飲食回数が増えすぎないようにする」ことです．飲食回数が増えると，トータルの脱灰時間が長くなってしまいます．さらに「ダラダラ食い」は，プラークのpHが臨界pH以上に回復する前に再びpHを低下させてしまうため，きわめて危険です．また，就寝前に少量であっても炭水化物を口にして，そのまま眠ってしまうと，就寝中は唾液分泌量が著しく減少するため，酸が歯面に停滞する時間が非常に長くなってしまいます．

See! ➡ 2-15
「ダラダラ食い」「就寝前の飲食」のプラーク中のpH変化

② 食事内容について

ただ，飲食回数が少なくても，その内容に著しい乱れがあり齲蝕病変が多発しているような症例もあります（A～C）．筆者の臨床実感では，極端に偏った飲食をしている患者さんの場合，唾液分泌量が減少している症例が多いようです．タンパク質やカロリーの不足が唾液腺の機能低下を招くとする報告もあります．食事指導をするときには，齲蝕予防という観点からだけでなく，全身の健康を考慮して，規則正しく適切な食生活のスタイルをアドバイスするようにしましょう．

参考文献

1）Psoter WJ, Reid BC, Katz RV：Malnutrition and dental caries：a review of the literature. *Caries Res,* **39**（6）：441-447, 2005.

2）Psoter WJ, Spielman AL, Gebrian B, et al.：Effect of childhood malnutrition on salivary flow and pH. *Arch Oral Biol,* **53**（3）：231-237, 2008.

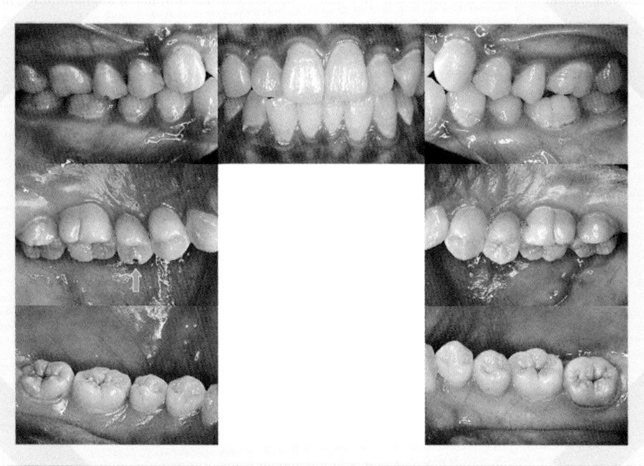

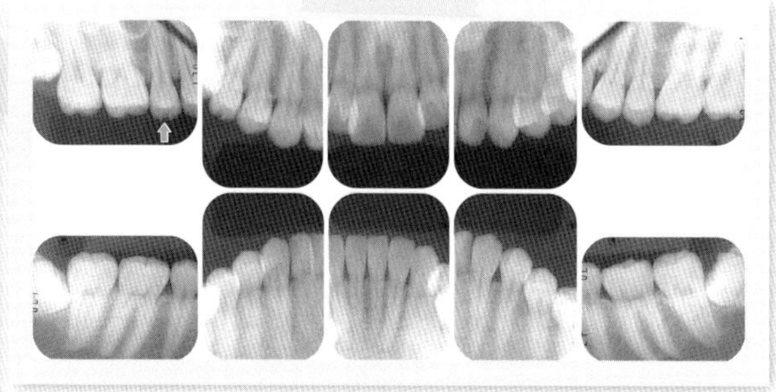

A　23歳, 女性の初診時の口腔内写真, X線写真

齲蝕の治療を主訴に来院した．5|の頬側咬頭頂に齲窩がみられる．唾液の減少が疑われる口腔内である

B　同患者さんの食事記録，チャート

細菌数は非常に多い．痩せたいという気持ちが強く，飲食回数は少ないが，きわめて偏った食生活を送っている．また，アトピー性皮膚炎のための薬剤も服用している．この薬剤には「口渇」の副作用があげられている

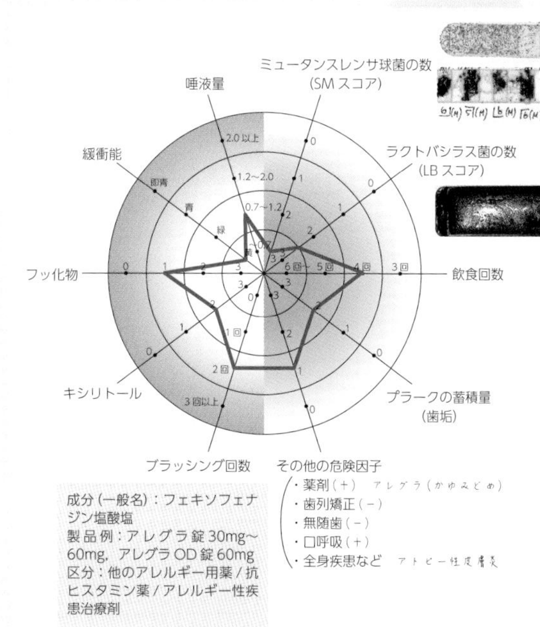

	平成24年 8月5日 (日曜日)	平成24年 8月6日 (月曜日)	平成24年 8月7日 (火曜日)
午前 6:00		●桃 ☆ブラッシング	☆ブラッシング
7:00			●ケーキ
8:00			
9:00	☆ブラッシング		
10:00	●桃		
11:00			
12:00		●パン おにぎり	●カレー みかんの缶づめ
午後 1:00			
2:00	●アイス		
3:00			
4:00		●クッキー	●クッキー
5:00			
6:00			
7:00	●アイス		
8:00		●カラアゲ 炭酸ジュース シェイク	
9:00	☆ブラッシング		●かき氷 シャーベット
10:00			
11:00		☆ブラッシング	
12:00			

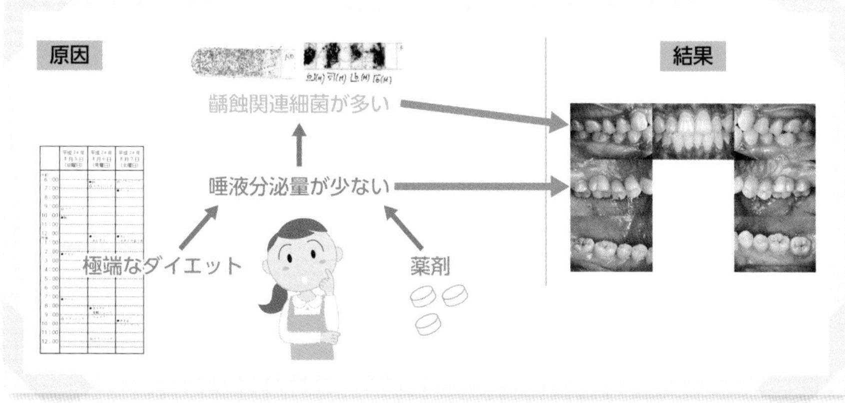

C　キーになる要因はどれだ？

各要因をバラバラに考えるのではなく，相互関係を整理してみると，まず食習慣の改善が重要であることに気づく

初期齲蝕病変の検出①
視診，触診

See! ⇒1-3
ICDASを用いた齲蝕病変の視診（評価）

齲蝕病変の診査の基本は視診と触診です．視診は，歯面を清掃し，よく乾燥させ，明るい視野で，ルーペなどを使用して行うようにします．特に拡大して診査すると，肉眼での観察がいかに頼りないものであったかを痛感させられます（A）．

また触診の際には，探針の使い方に注意しましょう（B）．誤った探針使用は，再石灰化する可能性のある歯質からそのチャンスを奪い，歯質を破壊してしまうことになります．探針による診査で破壊的な力がかかってしまった歯質には，たとえば裂溝であればシーラントなどの保護的な処置が必要になると考えています．

学校健診など，プラークを十分に除去できない診療室以外の環境下で診査を行う際には，探針の使用に特に気をつけなければいけません．プラークが歯面についている状態で探針を乱暴に使用すると，歯質を破壊しながら細菌を押し込むことになり，その部位が齲窩になってしまう可能性はかなり高くなります．診療室以外の健診の場では，探針よりも，むしろ歯ブラシがあったほうがよいのかもしれません．探針の使用は，プラークの除去程度に限定しておきましょう．

視診，触診は診査の基本ではありますが，隣接面や小窩裂溝の病変の検出については難しく，診査者によるばらつきも大きいため，ほかの診査法の併用が不可欠です．

参考文献

1）Barbakow F, Imfeld T, Lutz F：Enamel remineralization：how to explain it to patients. *Quintessence Int*, **22**（5）：341-347, 1991.

2）Merrett MC, Elderton RJ：An in vitro study of restorative dental treatment decisions and dental caries. *Br Dent J*, **157**（4）：128-133, 1984.

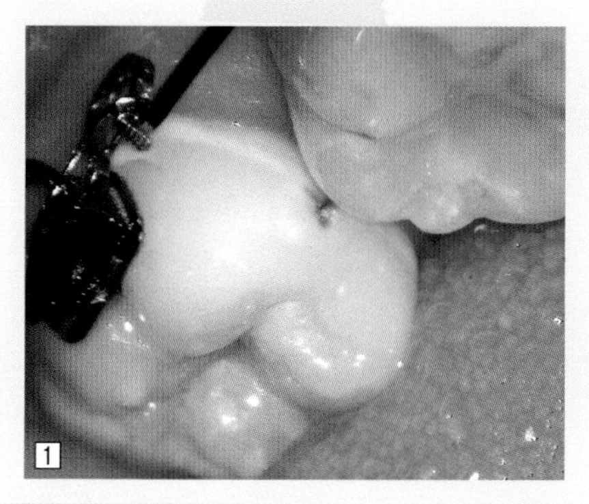

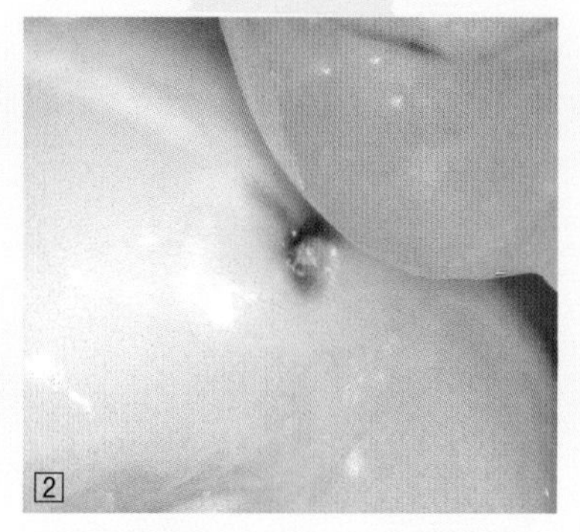

拡大像

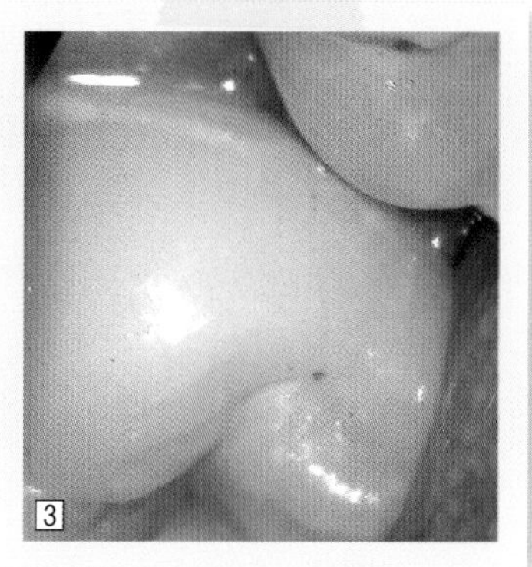

修復処置後

A ⌐6 近心の齲蝕病変の拡大像

⌐6 近心隣接面のマイクロスコープ像（2）．拡大することにより，病変の広がり具合などが非常によくわかる．拡大視野で罹患した歯質を削除し，充填することで，健全歯質の削除量も最小限に抑えることができる．本症例では，白斑部をマイクロスコープ視野下で評価し，あえて削除せずに実質欠損部を修復している（3）

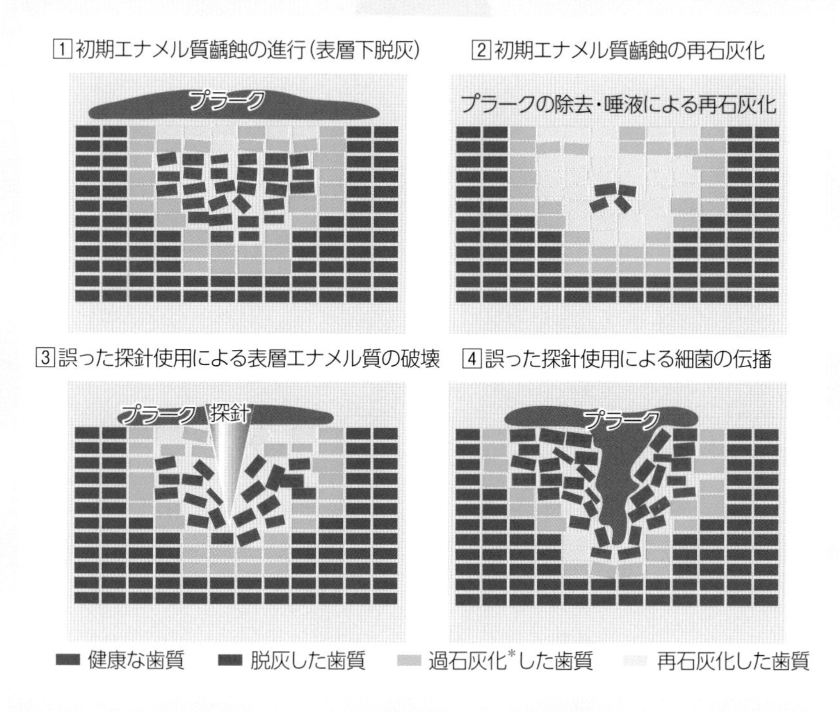

＊過石灰化：脱灰部からのカルシウムイオン，リン酸イオンが脱灰部周囲に沈着して，石灰化が亢進した状態

B 触診時の注意点

プラークの付着した歯面を鋭利な探針で圧をかけて触診すると，再石灰化する可能性のある歯質を破壊してしまうことがある（3）．また，プラークを押し込んで，脱灰を拡大させてしまうことになるので注意が必要である（4）（文献1）より）

初期齲蝕病変の検出②
X線写真

❶ X線写真による齲蝕病変の検出

初期齲蝕病変検出の基本は視診ですが，視診に限界があるのも，皆さんが感じられているとおり確かです．研究によって数値は異なりますが，視診で齲蝕病変の有無を正確に診断できるのは，齲蝕病変ありの場合で約40％，病変なしでは約90％といわれています．つまり約60％の病変を見落とし，約10％の健全歯面に濡れ衣を着せてしまうことになります．

この精度を向上させるためにX線写真を利用します．その結果，**「病変あり」「病変なし」と正しく診断できる確率は，隣接面でそれぞれ50〜60％，約90％，咬合面裂溝でそれぞれ50〜80％，約80％**になったと報告されています．X線写真を使うことで見落としは減りますが，それでもこの程度です．実際には，後述する補助的な方法も含めていくつかの診査結果を統合し，精度をあげる努力をしているわけです．

❷ X線写真の撮影頻度

X線写真を撮影することのデメリットとして，放射線被曝があげられます．初診時は診査資料がまったくない状態なので，撮影を受け入れてもらいやすいですが，メインテナンス中は毎回撮影するわけにもいきません．そこで，**カリエスリスクやそのときの口腔内の状況によって，ある程度の目安を決めて，定期的に咬翼法X線写真を撮影する**ことにしています（A）．

新しい病変ができていないかを確認するにせよ，以前から経過観察している初期病変の進行の有無を調べるにせよ，時間の流れのなかで状態を正確に把握するためには，過去に撮影したX線写真と比較できるということが大切です（B）．インジケータを使って撮影すれば，角度などを規格化することが比較的容易です（C）．

参考文献

1）Novaes TF, Matos R, Gimenez T, et al.：Performance of fluorescence-based and conventional methods of occlusal caries detection in primary molars-an in vitro study. *Int J Paediatr Dent*, **22**（6）：459-466, 2012.

2）Braga MM, Morais CC, Nakama RC, et al.：In vitro performance of methods of approximal caries detection in primary molars. *Oral Surg Oral Med Oral Pathol Oral Radiol Endod*, **108**（4）：e35-e41, 2009.

3）American Dental Association Council on Scientific Affairs, U.S. Department of Health and Human Services Public Health Service Food and Drug Administration：Dental radiographic examinations：Recommendations for patient selection and limiting radiation exposure. 2012.

	乳歯列期・混合歯列期	永久歯列（智歯萌出前）の若年者	成人
齲窩が認められるか齲蝕病変発生のリスクが増大*しているリコール患者	隣接面の視診や探針等を用いた触診が不可能な場合，6〜12カ月ごとの臼歯部咬翼法X線写真診査		6〜18カ月ごとの臼歯部咬翼法X線写真診査
齲窩が認められず齲蝕病変発生のリスクが増大*していないリコール患者	隣接面の視診や探針等を用いた触診が不可能な場合，12〜24カ月ごとの臼歯部咬翼法X線写真診査	18〜36カ月ごとの臼歯部咬翼法X線写真診査	24〜36カ月ごとの臼歯部咬翼法X線写真診査

＊齲蝕病変発生のリスクを増大させる要因

1. 齲蝕経験が多い，あるいは脱灰を起こしている部位が多い
2. 二次齲蝕の既往
3. 齲蝕関連細菌が多い
4. 適合の悪い歯冠修復物の存在
5. 口腔衛生状態が不良
6. 適切にフッ化物を使用していない
7. 哺乳瓶の使用や母乳が続いている
8. スクロースを含有する食物の摂取頻度が高い
9. 家族の口腔内の健康状態がよくない
10. エナメル質の実質欠損の発生
11. 口腔機能の低下
12. 口腔乾燥
13. 遺伝的な歯の形態異常
14. 複数の歯面にわたる修復物が多数存在している
15. 化学／放射線治療を受けている
16. 摂食障害
17. 薬物／アルコールの濫用
18. 定期的なデンタルケアを受けていない

A　X線写真撮影頻度に関するガイドライン（米国食品医療品局）

X線写真から得られる情報は多いが，放射線被曝というマイナス面もあるため，リコールで来院するたびに撮影することは現実的ではない．必要最低限の放射線被曝に留めるため，ガイドラインに基づいて医院ごとの基本ルールを設定するのもよいかもしれない（文献3）より）

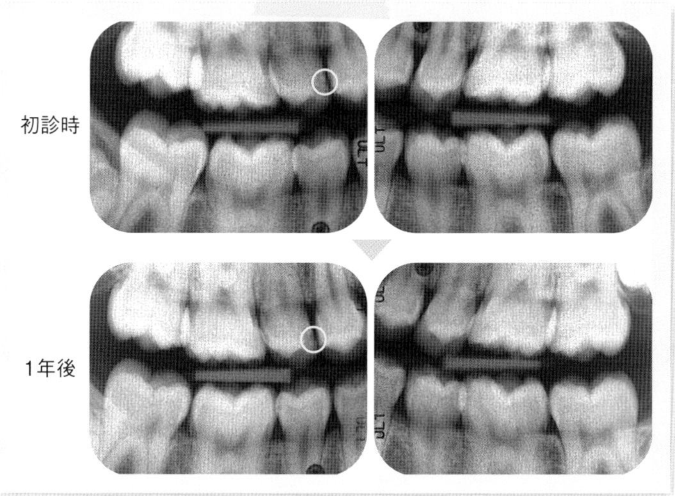

B　咬翼法X線写真による病変の観察

5|の近心隣接面の齲蝕病変．初診時は経過観察としたが，1年後の咬翼法X線写真で進行を認めたため修復処置を行った

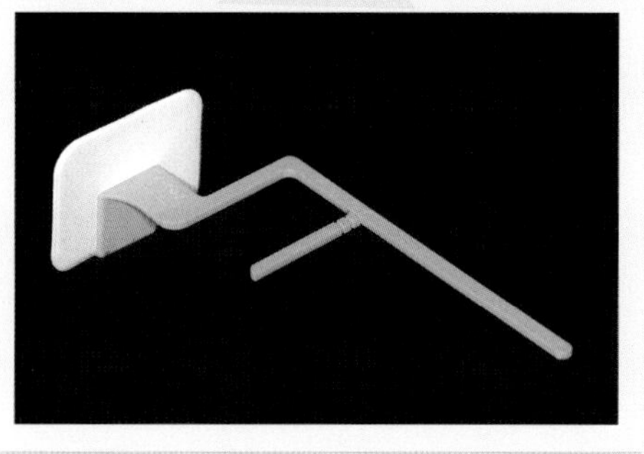

C　咬翼法X線写真撮影のためのインジケータ

効率よく，規格化されたX線写真を撮影するためには，インジケータの使用は必須である（クイックバイト インデックスタイプ/Kerr）

初期齲蝕病変の検出③ その他の補助的方法

視診，触診，X線写真を併用しても，病変の完璧な検出は不可能です．そこで，非破壊的で放射線被曝を伴わない齲蝕病変検出機器を応用することになります．このような機器を用いるにあたっては，**使用方法に慣れておくことが大切**です．また，**結果を保存して複数回の診査結果を比較することで，時間経過を考慮に入れた病変の診断が可能**になるように，システムを整えておきましょう．

ここでは，2つの機器を紹介します．1つがDIAGNOdent (KaVo)，もう1つがDIAGNOcam (KaVo) です．

1 DIAGNOdent（A）

この機器の最大の特徴は，齲蝕病変を数値で客観的に評価できることです．ただし，同じ病変であってもレーザー光の入射方向によって測定値が変わってしまうため，いろいろな方向にチップを傾けて，最大値を記録するようにしています（B）．また，測定部にプラークが付着していると，測定値が大きくなってしまうため，測定前にプラークを除去しておかなければなりません．

ここで注意しておかなければならないことは，DIAGNOdentの数値に踊らされないことです．直接，視診や触診が可能な初期病変では，よほど大きな値を示さない限り，1回の測定結果だけで充填を決断することはありません．プロービングのように，メインテナンスごとに測定し，その経時的変化をみながら判断するようにします．

2 DIAGNOcam（C）

この機器は，歯に光を透過させて，病変の有無，大きさなどを確認する「透照診」を応用したものです．発光部分のサイズがやや大きく，使いにくい場合があります．微妙な角度の違いで，得られる像が大きく変わってしまうので，使いこなすためには練習が必要です．

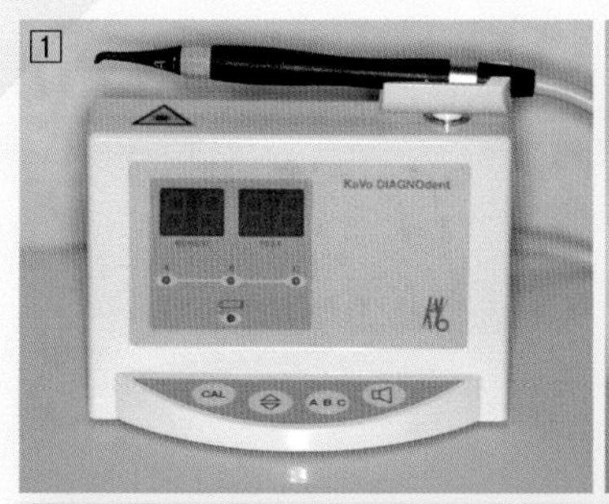

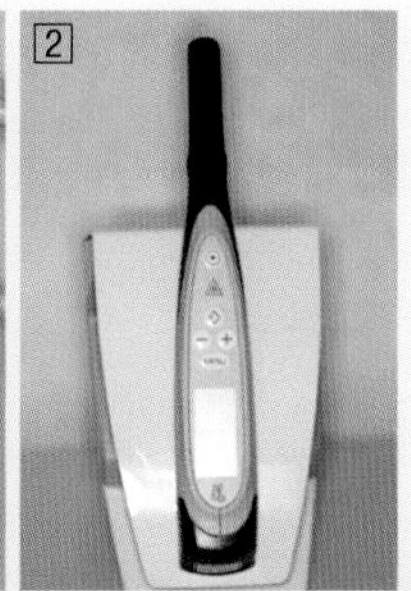

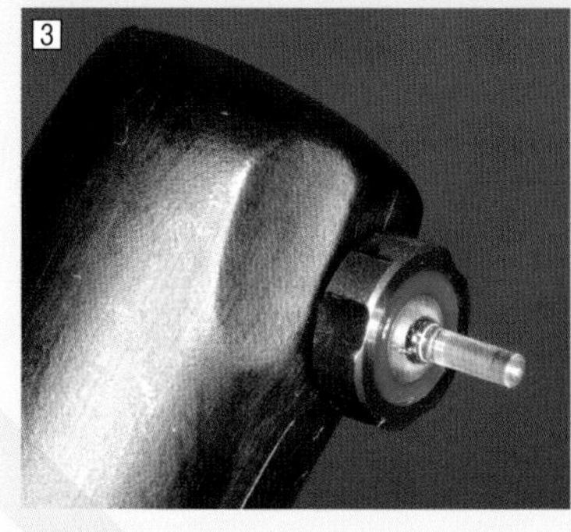

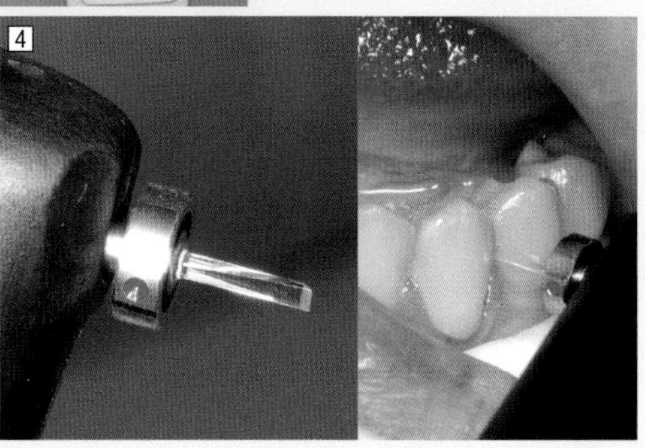

〈利点〉

- 視診やX線写真で把握できない病変を検出できる
- 非侵襲的である
- 数値で評価できるため経時的比較が可能

〈欠点〉

- 同一病変でもチップの方向によって数値が変わる
- プラークの影響を受ける（数値が大きくなる）

A 補助的な齲蝕病変検出機器1 DIAGNOdent (KaVo)

レーザー光を歯質に照射し，その反射光を数値化して齲蝕病変を評価する．視診やX線写真で把握できない病変を検出できる．正しい測定値を得るためには，キャリブレーション（機器の調整）が必要である，①はコードのついたタイプ，②はコードレスのペンタイプ，③小窩裂溝・平滑面用チップ（ペンタイプ），④隣接面用チップ

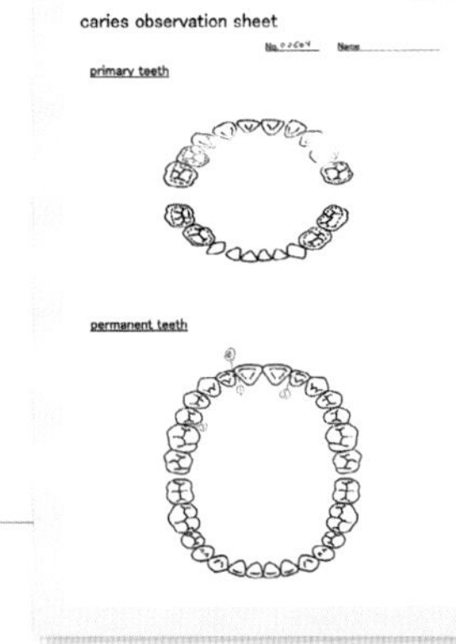
caries observation sheet

primary teeth

permanent teeth

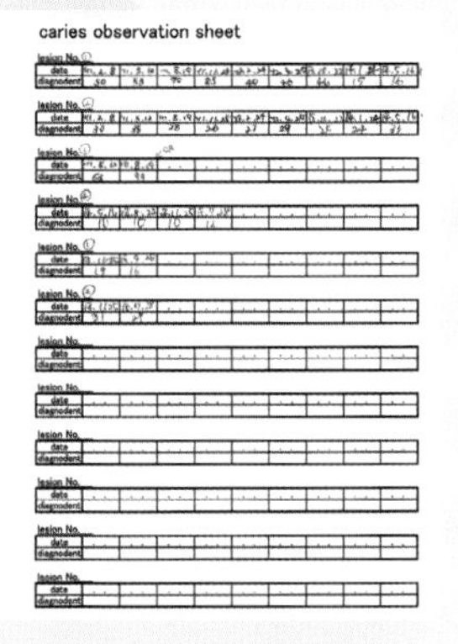
caries observation sheet

lesion No.

date

diagnodent

B DIAGNOdent計測値の記録用紙

病変の位置と計測値の変化が一覧できるようになっている

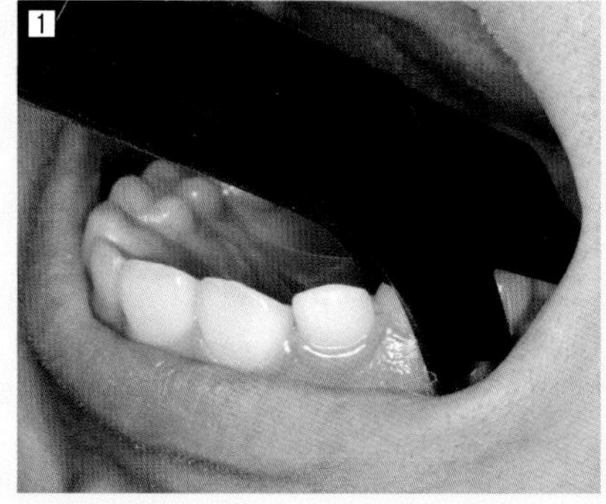

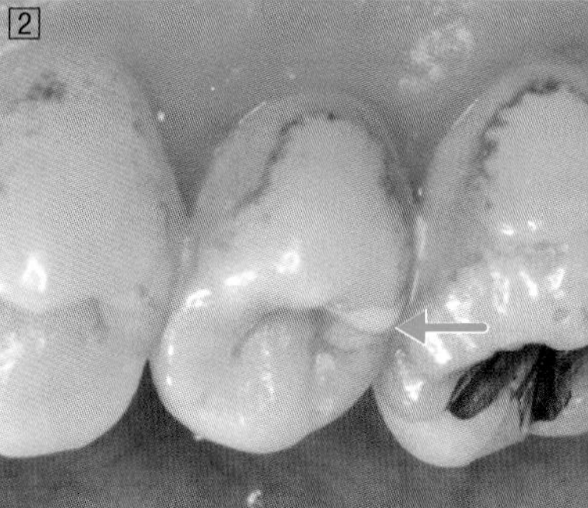

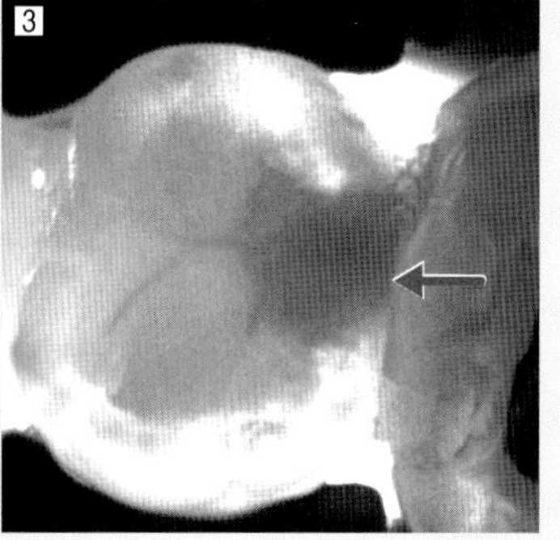

C 補助的な齲蝕病変検出機器2 DIAGNOcam (KaVo)

歯に光を透過させた像をカメラで読み取り，コンピューターに画像を表示させる．数値での病変の評価はできない，①使用している様子，②肉眼所見では遠心にエナメル質を透過した象牙質病変（⇨）が確認できる，③DIAGNOcam画像の黒い部分（➡）が齲蝕病変

初期齲蝕病変のモニタリング

❶ 初期齲蝕病変のモニタリングとは？

齲蝕の本質が「脱灰＞再石灰化」という状況だと考えると，実質欠損のない初期齲蝕病変に対しては，「脱灰＜再石灰化」となるように口腔内の環境を整えて経過観察を続けていくことも，1つの治療オプションとなります（A）．これは，齲窩に成長するまで，手をこまねいて待っているのではありません．継続的に来院していただけるということを条件に，非侵襲的な処置とその結果の評価を繰り返しているのです．もちろん，齲窩になってしまった場合には修復処置を行いますが，再石灰化を促すような処置の繰り返しにより，修復範囲は狭くなっているはずです．

コンプライアンスが高い患者さんに対しては，上記のように時間の流れのなかで，初期齲蝕病変の診断と治療を行っていきます．逆にコンプライアンス不良の患者さんの場合には，再石灰化処置を継続的に提供することができないため，修復治療などのより確定的な治療計画を立てることが多くなる傾向にあります．

❷ 経過観察か？　修復治療か？

初期病変を修復するか，経過観察していくかの判断にあたっては，以下のような要因を考慮するようにしています．

病変の活動性

視診，触診から病変の活動性をある程度まで見積もることは可能である．また，DIAGNOdentの計測値が記録されている場合は，過去のデータの変化をみて判断の一助とする．もちろんX線写真の経時的比較も有効である

病変の状態

実質欠損の有無（表面の粗糙さも含む）や，根面齲蝕の場合は，歯質が軟化していないかどうかを調べる．実質欠損や軟化が認められる病変は，修復処置を行っている

病変の部位

プラークが停滞しやすい部位かどうかだけでなく，経過観察の結果や充填処置がしやすいかどうかも考慮する（B）．充填処置については，たとえば，切削器具を挿入する方向に制限があるなどの理由で，病変の大きさのわりに歯の削除量が多くなってしまうような場合には，充填せずに経過観察していく方法を模索するようにしている

経過観察した場合の見通し

経過観察する場合の大前提は，メインテナンスに来院してもらえることである．また，ホームケアが病変の進行停止に果たす役割も大きい．したがって，患者さんのコンプライアンスが得られるかどうかにより，治療方針は変わってくる

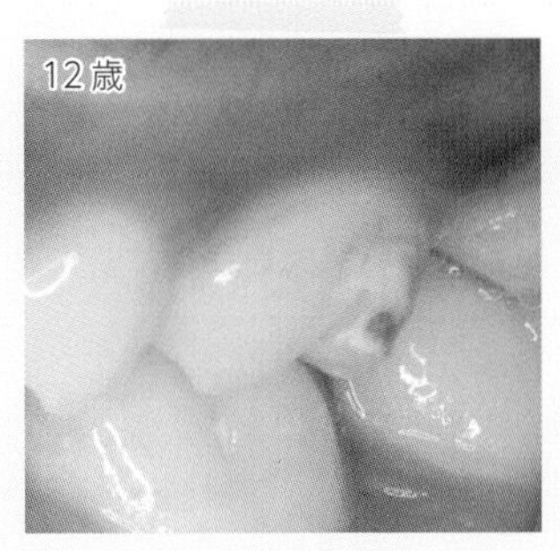

DIAGNOdent 計測値＝94

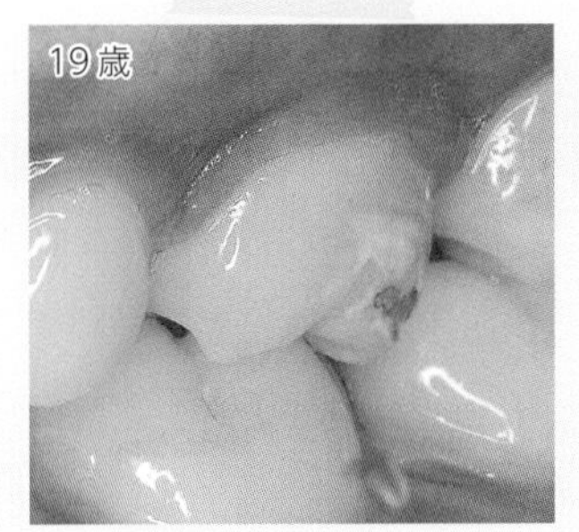

DIAGNOdent 計測値＝57

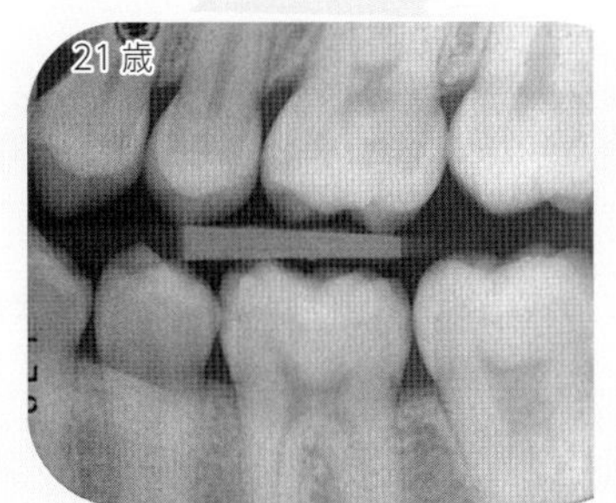

DIAGNOdent 計測値＝19

A 初期齲蝕病変のモニタリング

12歳時のDIAGNOdentの計測値は非常に大きかったが，視診，触診による判断と，メインテナンスに必ず来院される患者さんであったことから，あえて修復治療を行わず，経過をみることにした．約9年ほどの間に，病変の進行はなく，DIAGNOdentの計測値も小さくなっていたことから，活動性を抑制することができたと考えている

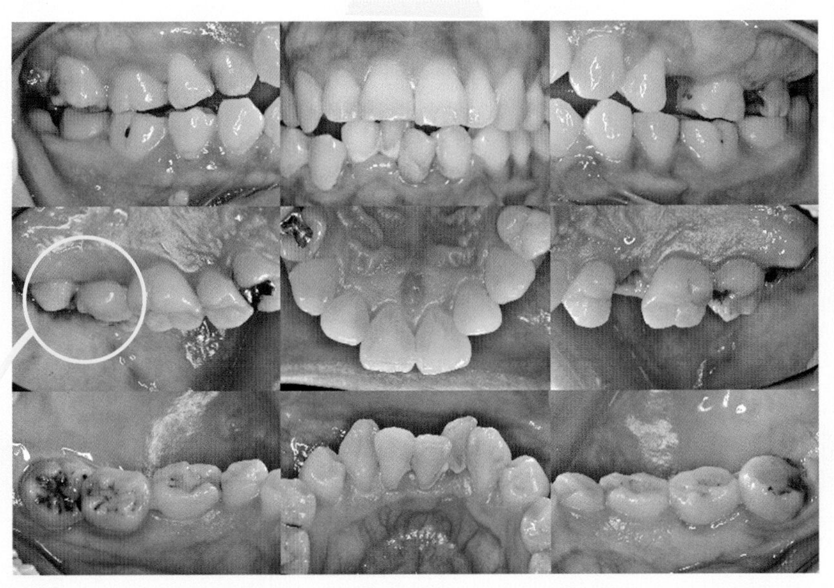

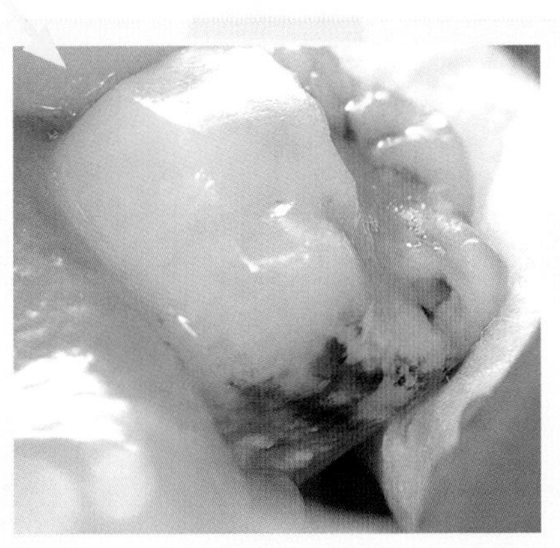

B 器具のアクセスがきわめて困難な部位に生じた初期齲蝕病変

36歳女性．8⏌が近心傾斜して萌出し，歯冠部が7⏌の遠心根面に接触していた．8⏌を抜歯して7⏌の遠心面を確認したところ，実質欠損はないものの根面に初期病変を認めた（下図）．罹患歯質を除去するためにはかなりの健全歯質を犠牲にしなければならないこと，充塡操作がきわめて難しいこと，審美領域ではないことなどを考慮して，ホームケアの方法をアドバイスしたうえでサホライド塗布で経過を見守っていくこととした

34 初期齲蝕病変の活動性

See! ➡1-3
ICDASスコア

齲蝕病変のうちで修復治療をすべきかどうか迷うのは，ICDASスコアの3と4だと思います．つまり，以下の2つの状況です．

- スコア3；齲蝕に起因する限局的なエナメル質の崩壊（象牙質は見えない）
- スコア4；象牙質からの病変の陰影（エナメル質の崩壊の有無にかかわらない）

ここで必要になってくるのは，**病変がいま進行しつつあるのか（活動性），そうではないのか（非活動性），という判断**です．皆さんも，病変の色，滑沢さ，硬さ，その部位のプラークの量などを総合的に評価して，病変の活動性を推測していることと思います．しかし，「明確な判断基準は？」と問われると，困ってしまうのではないでしょうか？

See! ➡3-32
補助的な診査機器

もちろん，DIAGNOdentのような診査機器で得られた数値を経時的に比較して，活動性を判断することも有効です．しかし，DIAGNOdentの有無にかかわらず，ある程度まで病変の状態を把握できるように，歯冠部の肉眼所見に基づく判断基準を紹介します（A，B）．また根面齲蝕についても，活動性を判断するための基準が発表されており，その精度も高いことが示されています（C，D）．

このようなものを参考にして，それぞれの病変への対応を決定していくことになります．当然，最終的に治療方針を決定するにあたっては，患者さんのコンプライアンスやカリエスリスクについても考慮します．修復処置をするかどうかの判断は歯科医師が責任をもって下すべきものですが，歯科衛生士の皆さんも同じような目をもって病変をみつめ，歯科医師に適切な状況報告ができるようにしておくことは大切です．

参考文献

1）Ekstrand KR, Martignon S, Ricketts DJ, et al.：Detection and activity assessment of primary coronal caries lesions：a methodologic study. *Oper Dent*, **32**（3）：225-235, 2007.

2）Ekstrand K, Martignon S, Holm-Pedersen P：Development and evaluation of two root caries controlling programmes for home-based frail people older than 75 years. *Gerodontology*, **25**（2）：67-75, 2008.

A 病変の活動性の判断基準（歯冠部齲蝕）

この基準は，視診と触診で活動性を判断できる．これを検証した研究によれば，実際に「進行がみられた病変」と「進行しなかった病変」を正しく見分けられた確率は，それぞれ84％（感度），79％（特異度）であった（文献1）より）

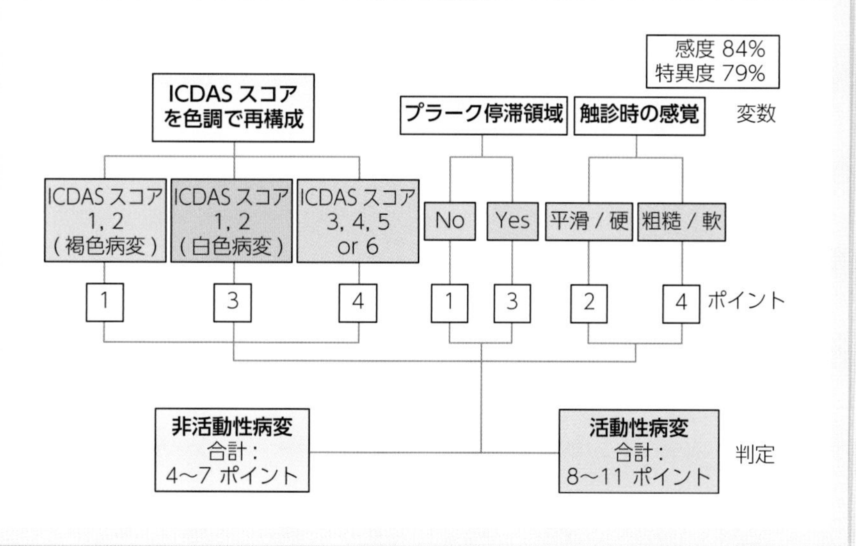

B 病変に対する治療の判断基準

非活動性病変について，象牙質が露出しているような病変についても「治療の必要なし」となっているが，そのような病変については，修復処置をして象牙質を被覆することが現実的である（文献1）より）

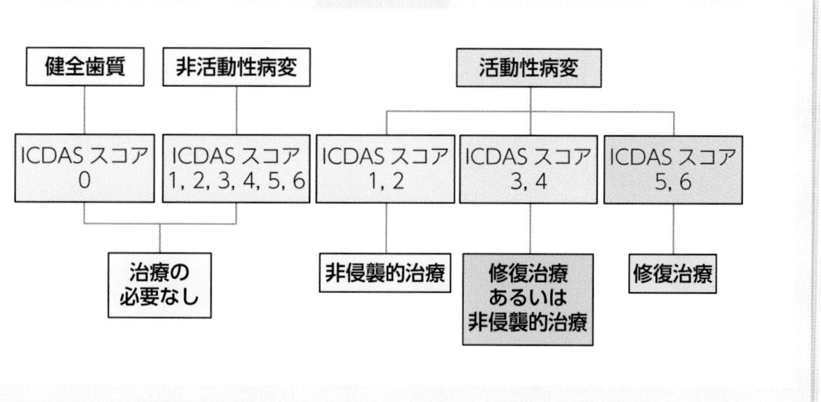

予測因子	所見	スコア
病変の位置	歯肉縁からの距離が1mm以上	1
	歯肉縁からの距離が1mm未満	2
病変の色調	暗褐色／黒色	1
	明褐色／黄色	2
触診	硬い	0
	皮革様	1
	軟らかい	3
形態	実質欠損（－）あるいは境界部が滑らかな実質欠損	1
	境界部が粗糙な実質欠損	2

合計ポイント　3〜5　非活動性
　　　　　　　6〜9　活動性

感度 86%
特異度 81%

C 病変の活動性の判断基準（根面齲蝕）

根面齲蝕病変も，同じように視診，触診から活動性を判断することができる（文献2）より）

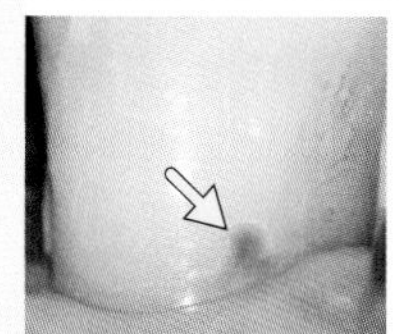

位置：1mm 未満；2
色調：明褐色；2
触診：硬い；0
形態：実質欠損（－）；1

合計ポイント 5
非活動性

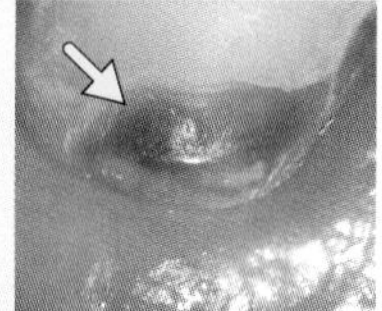

位置：1mm 未満；2
色調：明褐色〜黄色；2
触診：軟らかい；3
形態：境界部粗糙な実質欠損；2

合計ポイント 9
活動性

D 根面齲蝕病変の活動性の判定例

初期齲蝕病変の治療（再石灰化の促進）

初期齲蝕病変の再石灰化を促進するために，従来よりフッ化物が用いられてきました．近年では，それ以外の製品も応用されるようになってきています（A，B）．

1 キシリトール

See! ⇒ 3-26，Column ②
キシリトールによるミュータンスレンサ球菌抑制のメカニズム

キシリトールには，ミュータンスレンサ球菌の抑制以外にも，唾液分泌量の増加とそれに伴う緩衝能の強化，歯質の再石灰化の促進の効果があるといわれています．

しかし，キシリトールの抗齲蝕作用の本質はプラークのpHを低下させない（齲蝕関連細菌に利用されない）ことであり，唾液分泌量の増加や緩衝能の向上は，おそらくガム咀嚼を継続的に行うことによる唾液腺機能の増強によるものであると考えられます（甘味による刺激時唾液分泌の促進も，短時間ではあるが寄与している）．そして，再石灰化の促進も唾液分泌量の増加がもたらしたもので，キシリトール自体には初期齲蝕病変を再石灰化させる力はないといえます．

したがって，キシリトールを使って初期病変の再石灰化を狙うのであれば，ガムの咀嚼ができる患者さんが対象であると考えています．

2 カルシウムイオン，リン酸イオン

歯面の再石灰化に必要なカルシウムイオン（Ca^{2+}）やリン酸イオン（PO_4^{3-}）を効率的に供給する特徴をもった，下記のような製品がいくつかあります（A）．これらは，カリエスリスクを軽減するというよりも，初期病変の非侵襲的治療に特化したものだと考えています．カルシウムイオン，リン酸イオン供給源としての唾液の分泌量が少ない場合などで，効果的です．

POs-Ca（リン酸化オリゴ糖カルシウム）

リン酸基によってカルシウムが安定化されることと，オリゴ糖部分が高い親水性を有していることにより，カルシウムイオンを効率的に唾液中に供給することができる

CPP-ACP（リカルデント）

CPPとは牛乳由来のタンパク質の分解物で，ACPは非結晶性リン酸カルシウムのことである．CPPにより，リン酸カルシウム（ACP）は口腔内で溶けやすい状態を保つことができる．牛乳由来の成分が入っているため，牛乳や乳製品に対するアレルギーをもった患者さんには使用できない

TCP（リン酸三カルシウム）

TCPに有機物を配合することで，フッ素イオンとカルシウムイオンが結合してフッ化カルシウムになってしまわないようにした歯磨剤が開発されている．フッ化カルシウムになってしまうと，フッ素イオンもカルシウムイオンもそれぞれの働きを果たすことができなくなってしまう

参考文献

1）Makinen KK：Sugar alcohols, caries incidence, and remineralization of caries lesions：a literature review. *Int J Dent*, 2010.
2）Reynolds EC：Remineralization of enamel subsurface lesions by casein phosphopeptide-stabilized calcium phosphate solutions. *J Dent Res*, **76**（9）：1587-1595, 1997.
3）田中美由紀ほか：リン酸オリゴ糖カルシウム（POs-Ca）配合ガム咀嚼後のエナメル質初期う蝕の再石灰化効果および結晶構造の変化．日歯保存誌，**52**（6）：534～542，2009.

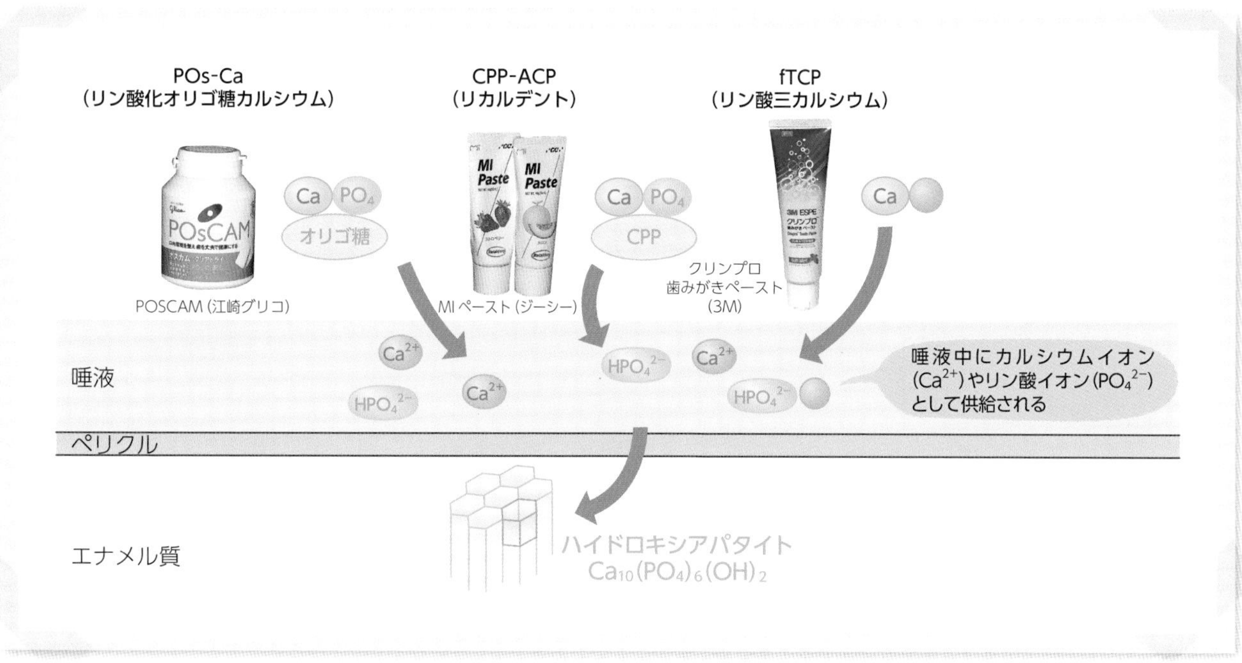

A 初期齲蝕病変の再石灰化を促進するための製品

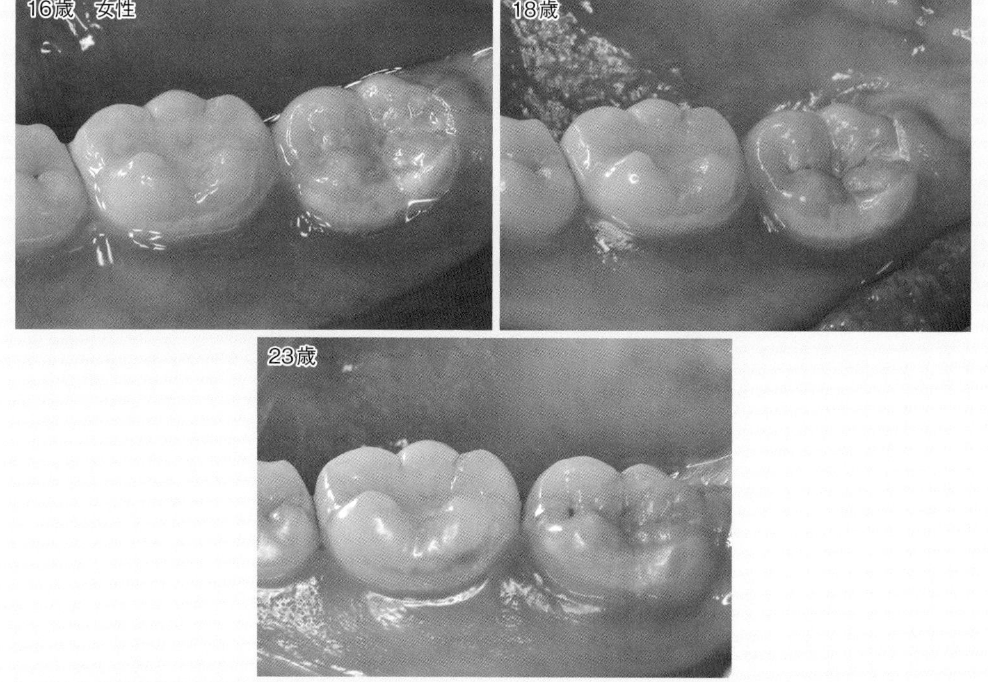

B 初期齲蝕病変の再石灰化促進の実際

ホームケアの向上，フッ化物，キシリトールの使用など，さまざまな要因がプラスに働いて，白斑病変は改善しつつある．また，病変と歯肉縁との位置関係の変化にも注目してほしい．歯の萌出が進み，病変が歯肉縁から離れることによって，局所の環境が変化し，常在細菌叢に好ましい変化が起こったことも1つの要因と考えている

Chapter 3

36 フィッシャーシーラント

小児，若年者や若い成人の小窩裂溝の初期齲蝕病変に対して，病変の進行を防ぐために，フィッシャーシーラントを行うのは意味のあることです（A～C）．また，裂溝が深くプラークの停滞場所になっている場合も適応です．

材料については，レジン系の材料が望ましいとされています．グラスアイオノマーセメントも使用可能ですが，レジン系のものと比較すると維持力が弱いです．ただし，完全に萌出していない大臼歯で，完全な防湿が難しい場合には，暫間的にグラスアイオノマーセメントでフィッシャーシーラントを行い，萌出完了後にレジン系の材料に交換することがあります．

術式としては，論文からは，エッチングを行う前のエナメル質の形成は推奨されないと結論づけられていますが，筆者は裂溝内の清掃時に超音波インスツルメントを用いており，結果的にはエナメル質を若干形成していることになっています．こうすることで，材料の注入や接着操作が確実に行えます．清掃中に齲蝕罹患歯質が認められた場合，除去をして，範囲が広くなってしまったときにはフロータイプの充填用コンポジットレジンで修復しています．この場合は，フィッシャーシーラントというよりも予防的レジン充填になるのかもしれません．

参考文献

1）Mickenautsch S, Yengopal V：Validity of sealant retention as surrogate for caries prevention－a systematic review. *PLOS ONE*, **8**（10）：e77103, 2013.

2）Beauchamp J, Caufield PW, Crall JJ, et al.：Evidence-based clinical recommendations for the use of pit-and-fissure sealants：a report of the American Dental Association Council on Scientific Affairs. *J Am Dent Assoc*, **139**（3）：257-268, 2008.

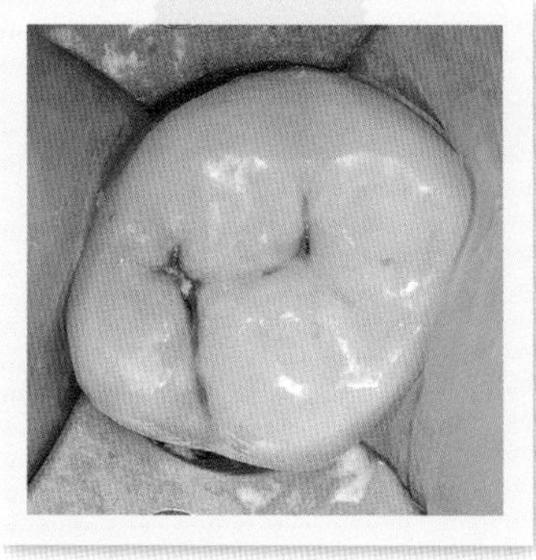
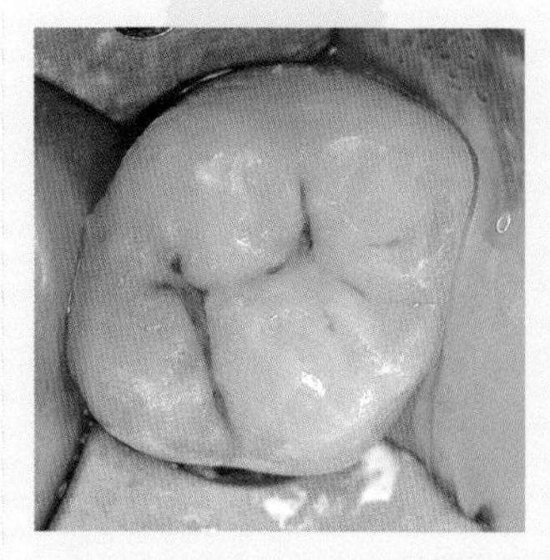
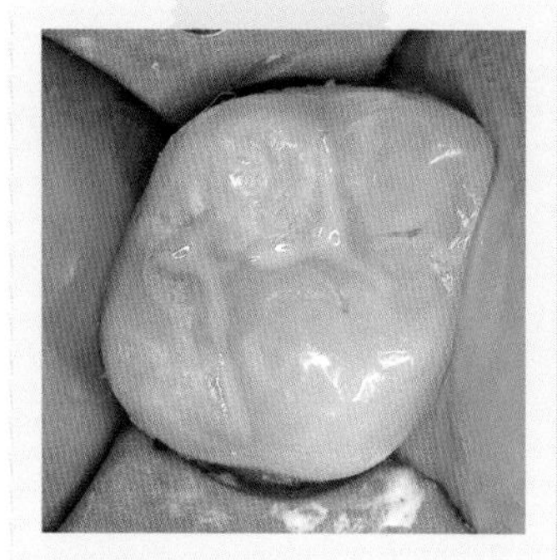

A 脱灰が始まっている裂溝に対するフィッシャーシーラント

超音波で脱灰部を削除し，レジン系のシーラント材を流し込んでいる

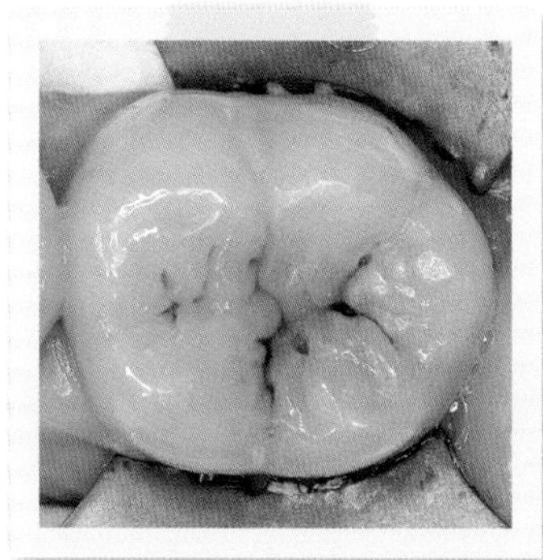
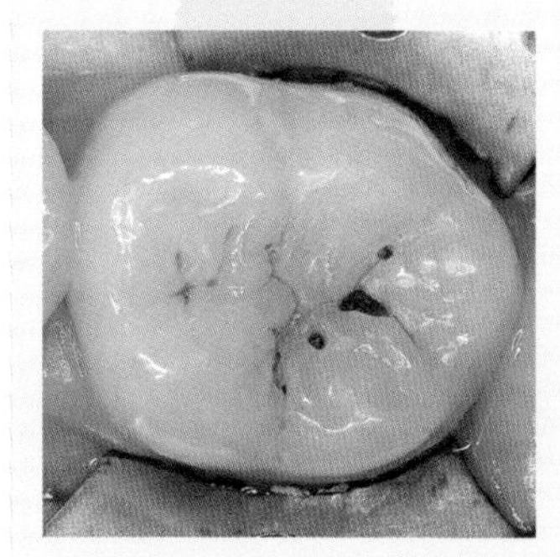
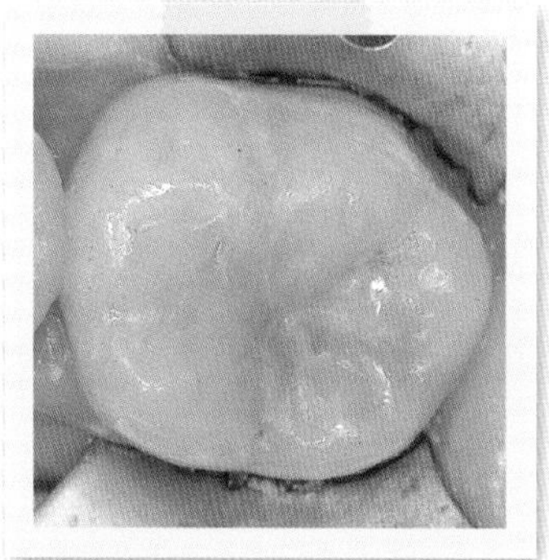

B 小窩裂溝齲蝕に対するフィッシャーシーラント

健全歯質の削除量を最小限に抑え，フロアブルレジンで充塡している．同時に裂溝部のシーラントも行った

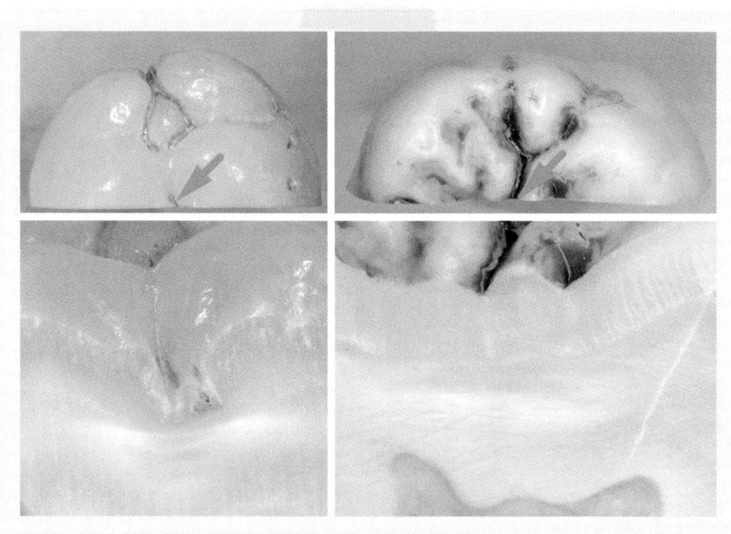

C 裂溝は見た目によらない

2本の歯の矢印の部分の断面（下段）を見てみると，一見齲蝕病変が進行していそうな右の歯では裂溝の形態は単純で脱灰も認められない．それに対して，左の歯では，脱灰も生じている．裂溝の診査は難しい

メインテナンス①
メインテナンスの内容

当院において毎回のメインテナンスで行っていることは，以下のとおりです．

全身状態，生活習慣などについての問診
- 特に服用している薬剤に関する情報は重要

口腔内診査
- 必要に応じてX線写真，口腔内写真を撮影する
- 成人の場合は歯周組織検査も行う
- 診査結果についての説明を行い，患者さんと情報を共有する

口腔衛生指導（TBI）
- プラークの染め出しをする

歯肉縁上・縁下のプラーク，沈着物の除去（PTC，PMTC，SRP）

フッ化物の塗布

このような内容を小児に対して30～45分，成人には45～60分で行っています（A）．もし治療の必要性が認められれば，別の日にアポイントを取っていただくようにしています．

最初はメインテナンスに興味をもたれない患者さんもおられるでしょうが，診療室のすべてのスタッフが繰り返し必要性を伝えつづけることで，理解してくださるようになる患者さんも少なくありません．診療室として，メインテナンス重視の診療スタイルを続けていれば，メインテナンスを求める患者さんの比率もしだいに増加していきます．

ただ，気をつけておきたいことは，決められた手順をこなすだけで仕事が十分にできていると思ってはいけないということです．齲蝕だけでなく，歯周病についても，状態を再評価して，必要な処置を提供できるように，頭を使うことがとても大切です．現状維持ではなく，「すこしでも良好な状態で長期間過ごしてもらうのだ」という強い意志をもって，メインテナンスに取り組んでいただきたいと思います．歯科衛生士の熱意が患者さんの気持ちを必ず動かします．

STEP 1
全身状態，生活習慣の問診

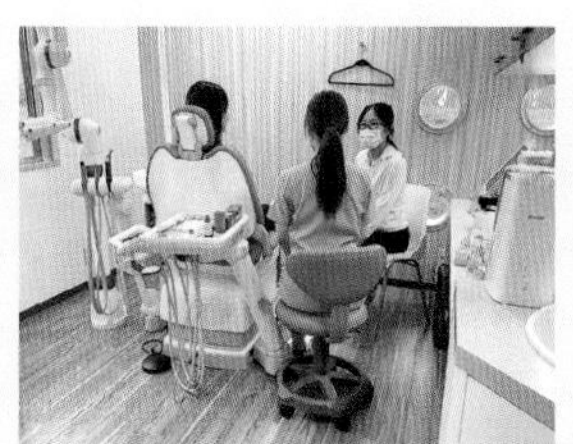
問診

STEP 2
口腔内状態の把握；口腔内写真，X線写真撮影，歯周組織検査，初期齲蝕病変の診査

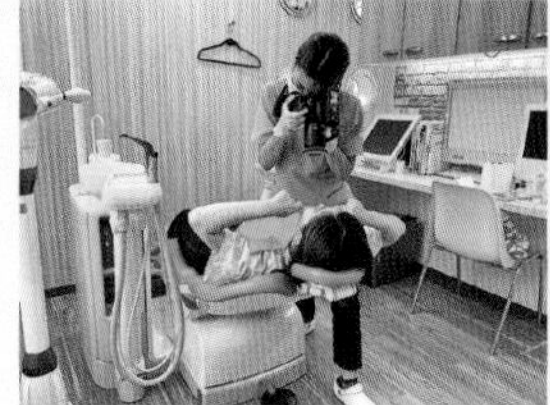
口腔内写真撮影

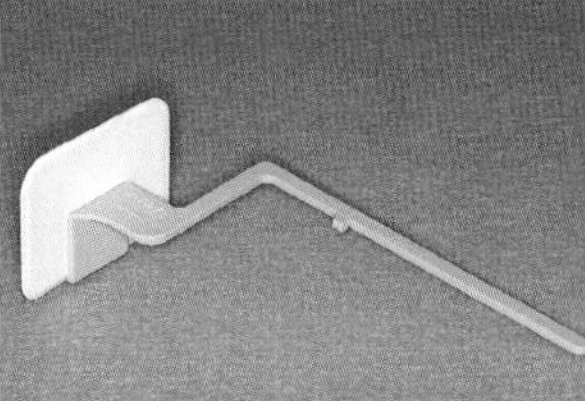
X線写真撮影

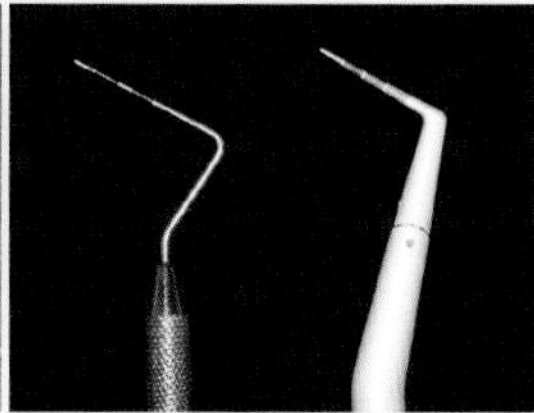
歯周組織検査

STEP 3
口腔清掃状態の評価，口腔衛生指導

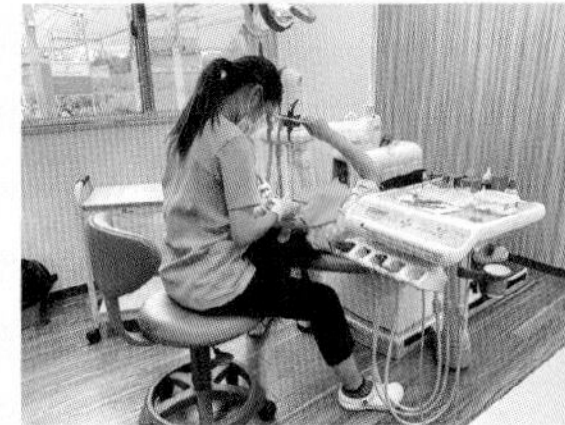
口腔衛生指導

STEP 4
歯肉縁上・縁下プラーク，沈着物の除去

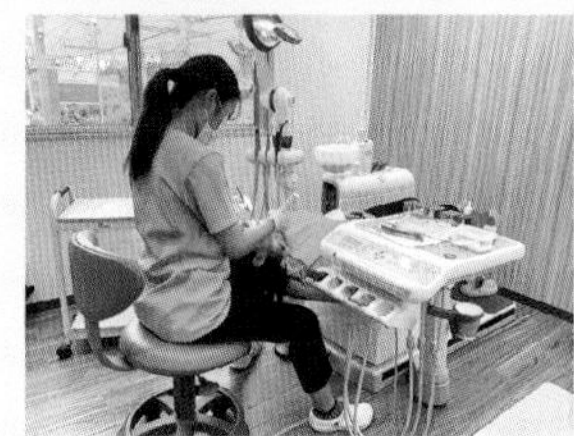
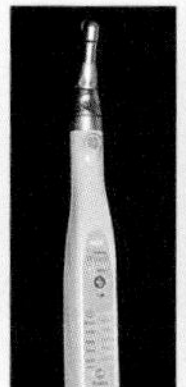
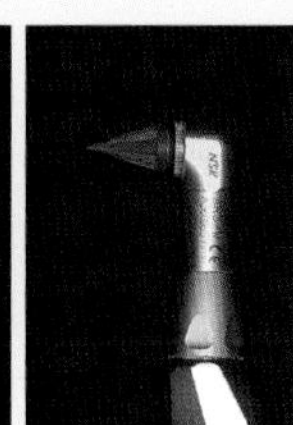
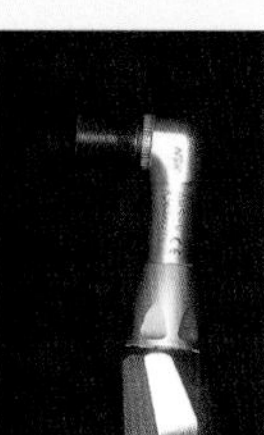
縁上のプラーク除去

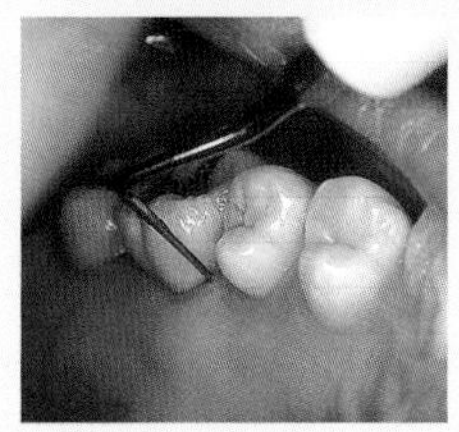
縁下のプラーク除去

STEP 5
フッ化物の塗布

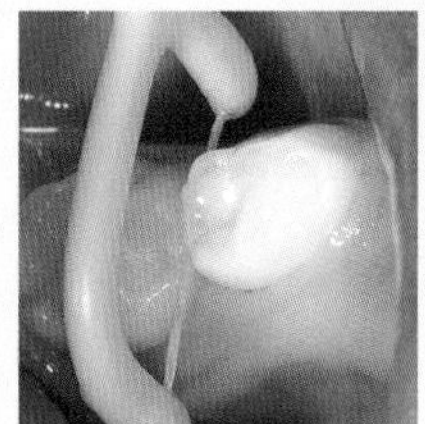
隣接面

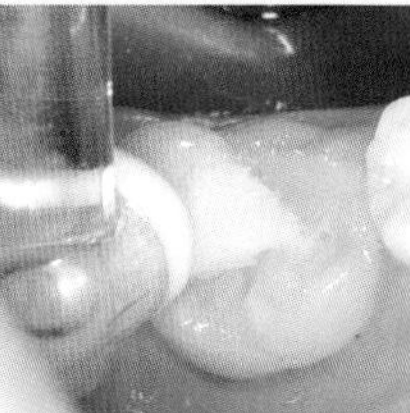
裂溝

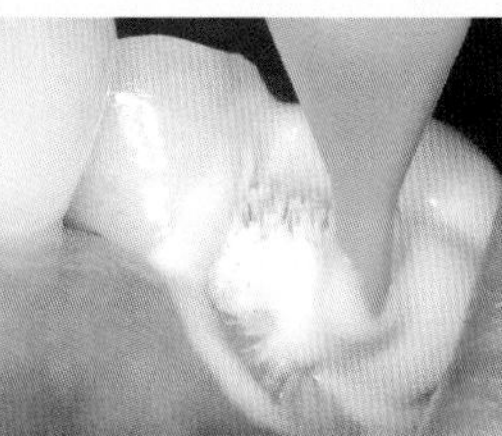
露出根面

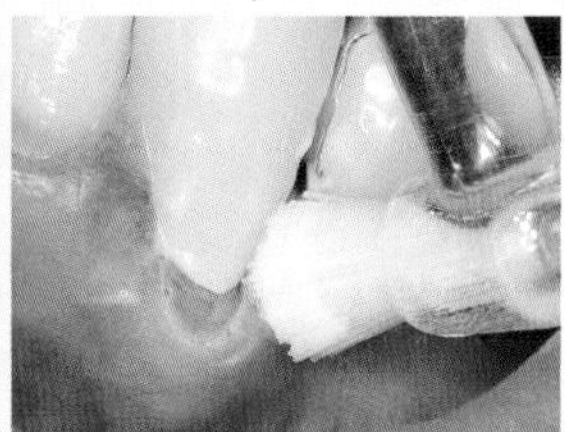
補綴物マージン部

A メインテナンスの流れ

Chapter 3

38 メインテナンス②
メインテナンスの難しさ

1 診察室の総合力が鍵！

メインテナンス（リコール）というと，TBI，クリーニング（PTC，PMTC，SRP），フッ化物塗布と単純に考えられてしまいがちです．たしかに基本はそうなのですが，**そのときどきに，必要に応じて適切な処置を継続的に提供しつづける**ことがメインテナンスだと考えています．人生というのは山あり谷ありで，順調なときもあればつらいときもあります．口腔内というのは，そういう状況が反映されやすい場所でもあります．加齢，人生のなかでのさまざまなイベント……，そういったものを受け容れたうえで，適切なアドバイスや処置をしつつ，長く患者さんとおつきあいしていくという気持ちがとても大切ですね（A）．

メインテナンスに来院される患者さんは，基本的には主訴がありません．ということは，**満足して帰っていただくための配慮**が，治療で来院されている患者さん以上に必要であるということになります．こちらがアポイント時間をちゃんと守って，お待たせしたり終了時間が遅れたりしないこと，快適な施術を心がけること，笑顔で接すること……などなど，継続して来院していただくためにできることを考えて，しっかりと実行していきましょう．このような姿勢を，**診療室全体で**もっておくことが必要です．メインテナンスをしっかりと提供できるかどうかは，診療室の総合力が鍵を握っています．

2 リコール間隔

リコール間隔には科学的根拠がないため，患者さんの意向を反映させることと，再評価を行ってつねに見直しをしていくことが必要です（B）．当院では，患者さんの希望や都合を聞きながら，4カ月を基準にして，ローリスク者は6カ月，ハイリスク者は1～3カ月間隔に設定しています．

一般に，患者さんのコンプライアンス（医療従事者の指示に従う度合い）は，「完全に指示に従う人」「従ったり，従わなかったりする人」「まったく従わない人」がそれぞれ1/3ずついる，といわれています．従ったり，従わなかったりする1/3の人を，すこしでも多くメインテナンス下におくことが診療室の目標になるでしょう．

また小児の場合，習い事や塾などで忙しく，さらには中学生以上になるとクラブ活動や受験などで，メインテナンスの来院が途切れがちです．一時的に来院間隔が延長しても，縁が途切れてしまうことのないように，保護者や本人との信頼関係を築き，来院計画をいっしょに立てていけばよいと思います．

参考文献

1）National Institute for Health and Care Excellence：Dental recall－recall interval between routine dental examinations. NICE clinical guideline 19, 2004.

2）Thomas G. Wilson Jr.著，岡　賢二，月星光博監訳：歯科治療とメインテナンス その基本概念と実際．クインテッセンス出版，東京，1992.

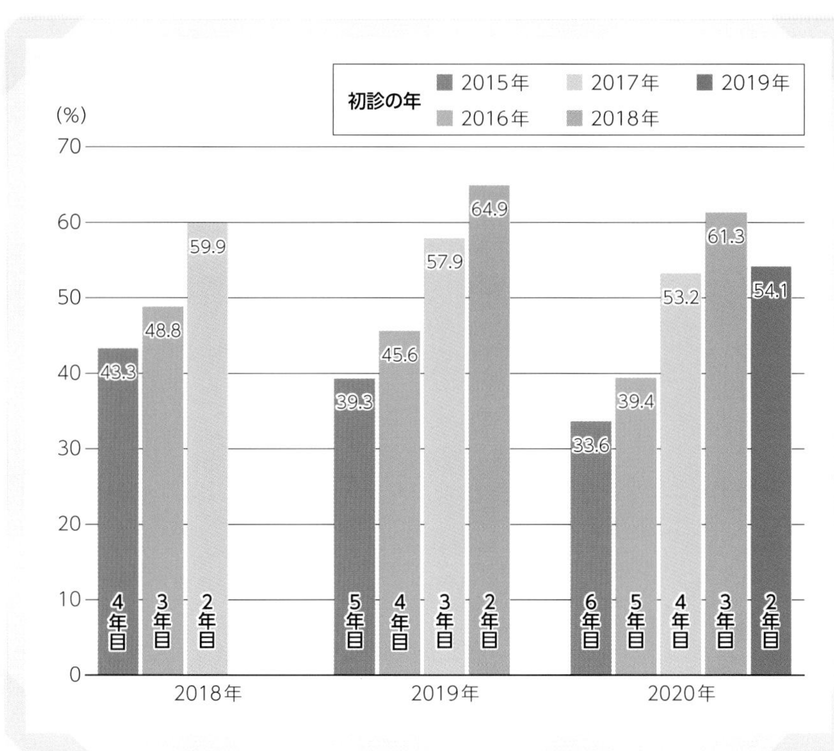

A 2015〜2019年に伊藤歯科クリニックをはじめて受診した患者さんの2018〜2020年のメインテナンス来院率

初診で来院した翌年に，メインテナンスに応じている患者さんは約60％であるが，年数が増えていくにつれて，すこしずつ減少している．メインテナンスに対するモチベーションを維持していくことは意外と難しい．個々の患者さんの状況に応じて，工夫をしつづけることが必要である．
2020年は新型コロナウイルスの感染拡大の影響を受けたが，最終的にメインテナンス患者さんの来院率の傾向に大きな変化は見られなかった

B リコール間隔の設定の目安

メインテナンス間隔をどれくらいに設定すればよいかについては，科学的根拠はない．経過をみながら，長くしたり短くしたり調節していくのが現実的である（文献1）より）

		小児，若年者（18歳未満）	大人（18歳以上）
Step 1	・年齢から，リコール間隔の範囲を決める	3カ月 ←→ 12カ月	3カ月 ←→ 24カ月
Step 2	・リスクファクターから，リコール間隔を絞る	3カ月 ←→ 12カ月	3カ月 ←→ 24カ月
Step 3	・診断と予後，歯科医師，歯科衛生士の意見を統合する	3カ月 ←→ 12カ月	3カ月 ←→ 24カ月
Step 4	・患者さんと話し合う ・リコール間隔について同意したこと，もしくは同意できない理由を記録する	話し合い	話し合い
Step 5	・次回来院時に，間隔が適切であったかを再評価，検討する ・患者さんが良好な口腔を保てるリコール間隔に調整する	再評価	再評価

カリエスマネジメントの齲蝕抑制効果

齲蝕病変が発生しなかったことに対して，それが「カリエスマネジメントの成果である」と根拠もなく言い切ってしまうことは難しいです．「カリエスマネジメントを行わなくても，病変は発生しなかったかもしれない」と言われてしまえば，反論できないからです．何も起きなかったことが何かの効果によるものであるということを示すためには，臨床データを蓄積し，統計学的に分析するしかありません．

１つの例として，日本の９つのごく普通の開業歯科医院の臨床データを統合して行われた多施設臨床研究があります．この研究では，成人の患者さんを対象に，初発齲蝕病変および二次齲蝕病変のそれぞれについて，「細菌を含むカリエスリスク検査から３年以内の発生率，発生数」および「検査実施日から初回の修復治療までの日数に影響を及ぼす因子」が探索されました（A，B）．

その結果，カリエスマネジメントを含む**メインテナンスに対するコンプライアンス（応答度）が影響を及ぼしていると考えられるのは，初発病変の発生率，発生数，初回修復処置までの日数**でした．残念ながら，二次齲蝕病変に関しては，メインテナンスに統計学的に有意な効果を見出すことはできませんでした．

だからといって，メインテナンスが二次齲蝕に対してまったく意味がないわけではありません．定期的に口腔内を観察することによって二次齲蝕病変の早期発見，早期治療が可能になります．また，見方を変えてみると，**メインテナンス下であっても二次齲蝕病変を防ぐのが難しいからこそ，初期齲蝕病変を充填するかどうかの判断は慎重であるべきですし，何より初発齲蝕病変の発生を防ぐことに全力を注がなければならない**ということになります．

メインテナンスの効果は，長い期間継続してこそ現れてきます．伊藤歯科クリニックのデータを解析した生存曲線（C）を見てみると，メインテナンスに対する応答によって差が生じてくるのは，初発齲蝕病変と二次齲蝕病変ともに約５年経過してからでした．メインテナンスが患者さんの生活の一部となるように，導いていきたいものです．

参考文献

1）Arino M, Ito A, Fujiki S, et al.：Multicenter study on caries risk assessment in Japanese adult patients. *J Dent*, **43**：1223-1228, 2015.

2）Ito A, Hayashi M, Hamasaki T, et al.：Risk assessment of dental caries by using Classification and Regression Trees. *J Dent*, **39**（6）：457-463, 2011.

3）Ito A, Hayashi M, Hamasaki T, et al.：How regular visits and preventive programs affect onset of adult caries. *J Dent Res*, **91**（7 Suppl）：52S-58S, 2012.

A 検査後3年間の「初発齲蝕病変」の発生リスク

コンピュータを用いて，初発齲蝕病変発生のリスクが高い集団と低い集団を分類する「分類木」を描いてみると……．もっとも影響力が大きいのはミュータンスレンサ球菌．次にメインテナンスに対するコンプライアンスであった

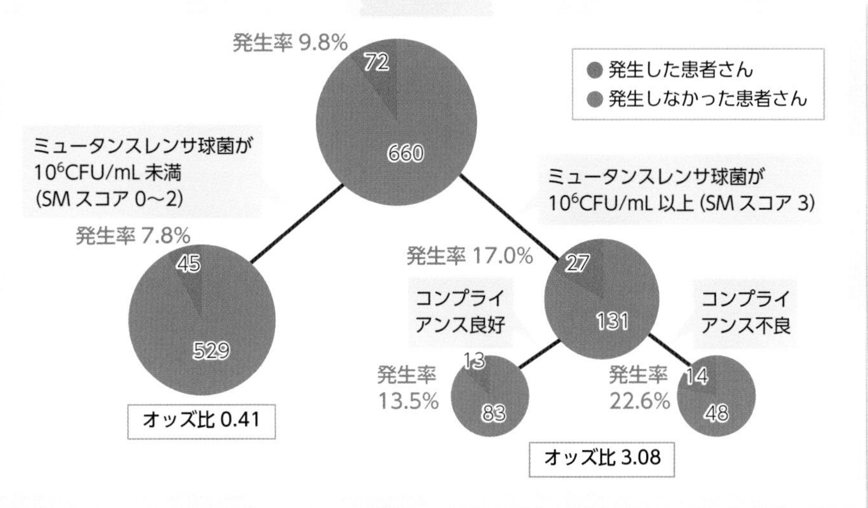

B 検査後3年間の「二次齲蝕病変」の発生リスク

二次齲蝕病変に対して，もっとも影響力が大きいのはラクトバシラス菌．次にミュータンスレンサ球菌であった

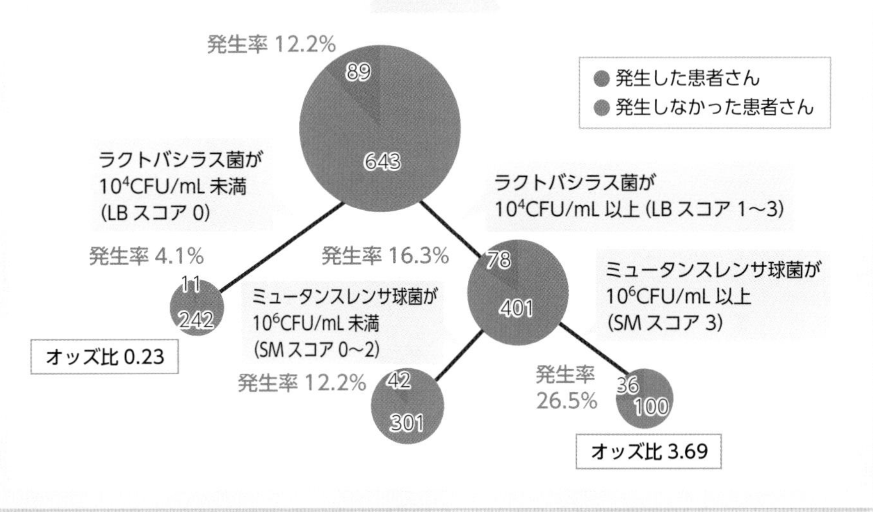

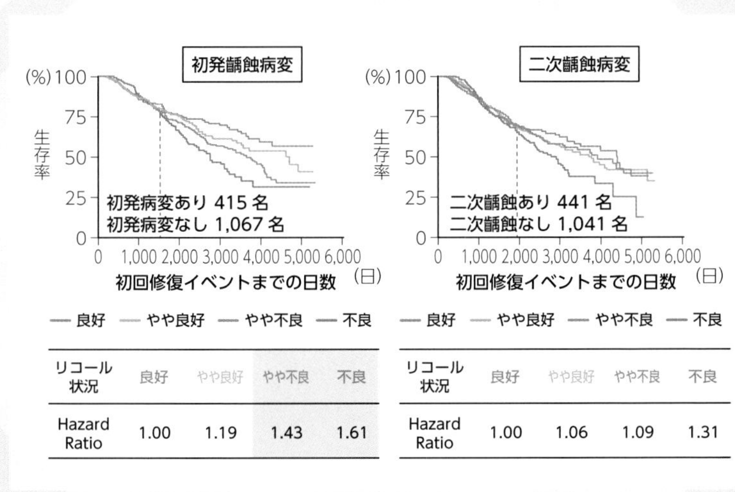

リコール状況	良好	やや良好	やや不良	不良
Hazard Ratio	1.00	1.19	1.43	1.61

リコール状況	良好	やや良好	やや不良	不良
Hazard Ratio	1.00	1.06	1.09	1.31

C リコール状況と初診から初回修復イベントまでの日数

初診来院時に認められた齲蝕病変の治療が完了した後に発生した初発齲蝕病変，および二次齲蝕病変が初診日から何日目に発生したのかを横軸に，生存率（齲蝕病変が発生していない割合）を縦軸にとった生存曲線を，メインテナンスに対する応答の仕方で4群に分けて比較している．生存曲線は下にあるほど生存率が低下していくスピードが速いということである．4つの群の差がでてくるのは，初発病変で1,600日目ごろ，二次病変では2,000日目ごろであった．メインテナンスの効果は5年以上継続してはじめて現れてくるといえる（伊藤歯科クリニックデータより）

カリエスマネジメントの長期的効果

1 歯科衛生士の役割

カリエスマネジメントを含むメインテナンスは，すべての人にとって生涯にわたって必要なものです．カリエスリスクも，歯周病のリスクも，ライフステージのなかで変化していきます．私たち歯科医療従事者の仕事は，**個々の患者さんのおかれている状況をすこしでも正確に把握し，苦痛，不便，疾患のリスクを軽減しつづけていく**ことです．特に歯科衛生士はメインテナンスの直接的な担い手であり，長く患者さんに寄り添っていくことのできるすばらしい仕事です．

メインテナンスの最終的な目的は，患者さんのQOL（Quality of Life：生活の質）の維持，向上にあります．しかし，日常的に蓄積された臨床データから，QOLを評価基準にしてメインテナンスの効果を検証することは不可能です．そこで，ここでは筆者の診療室のデータを使って，小児および若年者の永久歯の齲蝕経験の増加から検証してみます．A からもわかるように，齲蝕経験をメインテナンスによって抑制できるということが推測できます．

2 カリエスマネジメントサイクル

このように，現代の歯科医療においてメインテナンスは必須です（B）．歯周病については，以前からSPT（Supportive Periodontal Therapy：サポーティブ・ペリオドンタル・セラピー）としてメインテナンスの重要性が強調されてきましたが，齲蝕に関しては，明確な概念で示されることはありませんでした．しかし，2013年に世界のカリオロジーの研究者たちによって，**“Caries management cycle（カリエスマネジメントサイクル）”という用語で，「診査，診断，マネジメント，再評価というサイクルを繰り返すことが重要である」という考え方**が発表されました．もはや，「齲蝕は実質欠損のみを対象に，削って詰めればいいのだ」という考え方は，世界的に通用しなくなってきているのです．最新の知見に基づいて齲蝕という疾患を理解し，適切なマネジメントを患者さんに提供していけるように頑張っていきましょう!!

Check! ➡3-22
カリエスマネジメントサイクル

参考文献
1）伊藤　中，岡　賢二：歯科医療は生涯メインテナンス　患者の“背景”を把握し，的確な臨床判断ができる歯科医師をめざそう．ザ・クインテッセンス，**33**（8）：66～79，2014.

① 5 歳から 12 歳まで毎年 1 回はメインテナンスを受けていた患者さん（100 名）の 12 歳時の DMFT

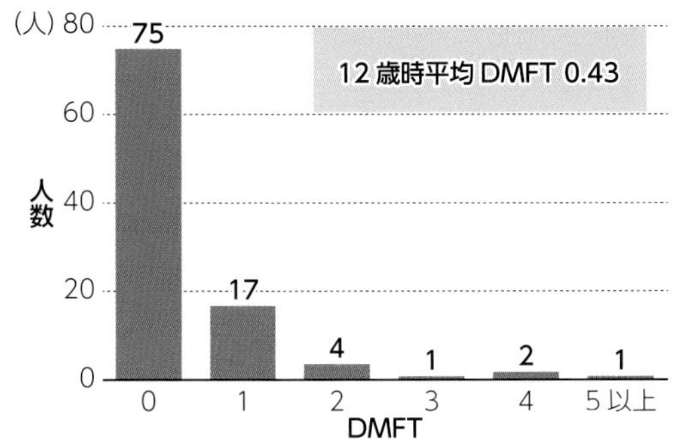

② 12 歳から 18 歳まで毎年 1 回はメインテナンスを受けていた患者さん（67 名）の 12 歳から 18 歳までの DMFT の増加

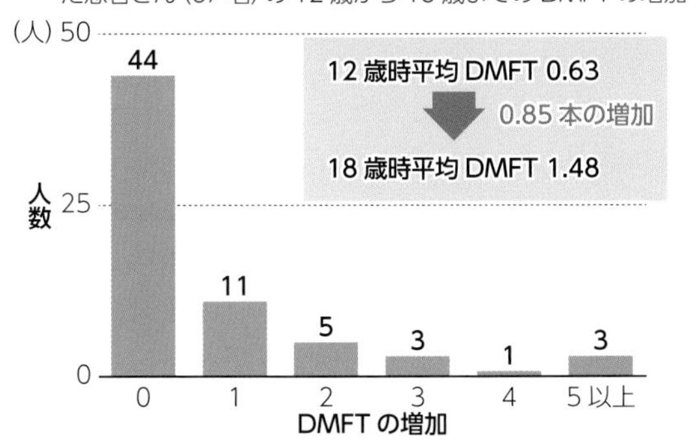

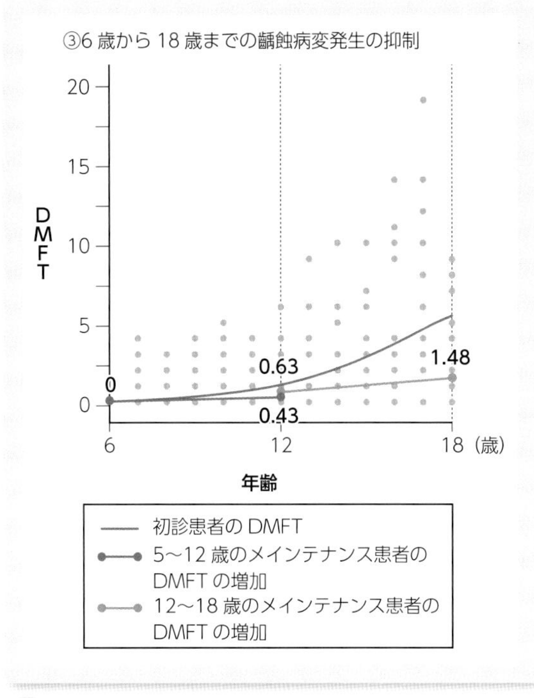

A メインテナンスの効果

初診患者のDMFTの推移（―）とメインテナンス患者のDMFTの増加（―，―）を比較すれば，メインテナンスの効果がわかる（伊藤歯科クリニックデータより）

B 歯を守って快適な生活を送っていくために

患者さんと歯科医院が共通の目的をもち，それぞれの役割を果たすことで，口腔内の健康は守られる．歯科衛生士の果たす役割はとても大きい!!

定期的な歯科医院でのケアを継続する患者さんの“マイ歯科衛生士”になろう!!

患者さん
- 齲蝕や歯周病のリスクを知る
- 口腔内の状態について知る
- 口腔内の状態に合ったホームケア
- 好ましくない生活習慣の改善

歯科医院
- 状況把握（問診 / 検査）
- 口腔内の状態に合ったケア
- 必要に応じた治療
- 情報提供

Column 3 「密」を避ける

このコラムを書いているいま，世界中が新型コロナウイルスの脅威にさらされています．このウイルスに対する基本的感染予防対策として「密」を避け，ソーシャルディスタンスを確保するということが強調されました．

実は，細菌も「密」になることでさまざまなことをしはじめることが知られています．そもそもプラークは，細菌の密集した塊で，バイオフィルムという細菌の存在様式をとっています．ちなみに細菌が液体の中を泳いでいる状態のことをプランクトン様といいます．

細菌は周囲に同種の仲間がどの程度存在しているかを感知して，その密度に応じて物質産生をコントロールするしくみをもっています．このしくみのことを「クオラムセンシング（quorum sensing）」とよんでいます（A）．細菌はクオルモンとよばれるフェロモン様の物質を産生すると同時に，それを感知するレセプターも有しています．このレセプターを通じて周囲に仲間がたくさんいること感知すると，ほかの仲間と歩調を合わせて集団行動をするようになります（B）．たとえば齲蝕関連細菌の代表格である*S. mutans*では，バイオフィルム形成能の亢進，環境的ストレス（酸性環境や低栄養環境）への適応，抗菌薬への耐性の発現が起こることが知られています．将来的には，クオラムセンシングのプロセスを阻害することによって齲蝕や歯周病をコントロールできるようになるかもしれません．

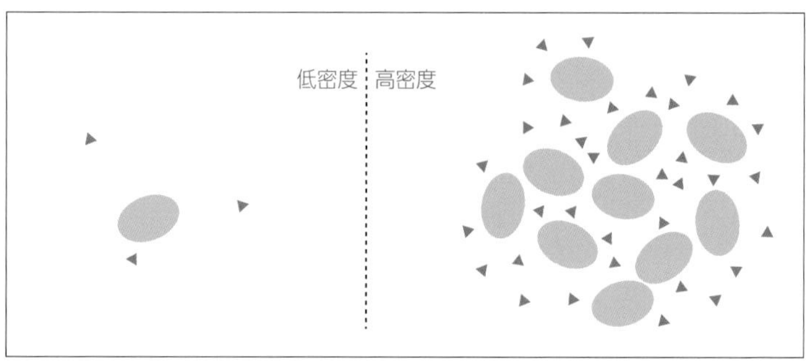

▲クオルモン：同種菌の産生するシグナル物質．オートインデューサーともよばれる

A クオラムセンシングのイメージ

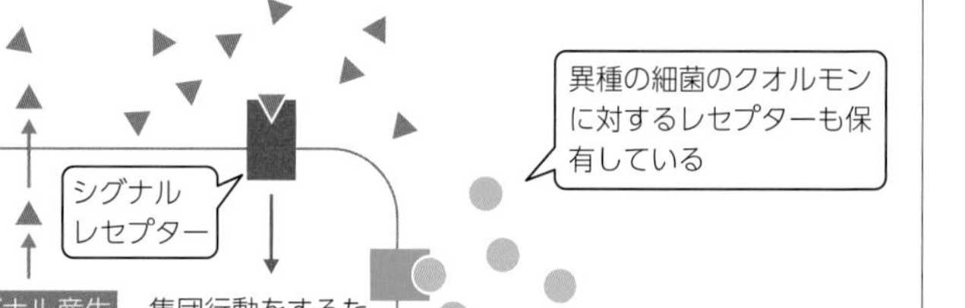

B クオラムセンシングのメカニズム

参考文献

1）Bassler BL, Losick R：Bacterially speaking. *Cell*, **125**（2）：237-246, 2006.

2）Inaba T, Obana N, Habe H, et al.：Biofilm formation by Streptococcus mutans is enhanced by indole via the quorum sensing pathway. *Microbes Environ*, **35**（2）：ME19164, 2020.

3）Leung V, Dufour D, Lévesque CM：Death and survival in Streptococcus mutans: differing outcomes of a quorum-sensing signaling peptide. *Front Microbiol*, **6**：1176, 2015.

4）Li YH, Hanna MN, Svensäter G, et al.：Cell density modulates acid adaptation in Streptococcus mutans：implication for survival in biofilm. *J Bacterial*, **183**（23）：6875-6884, 2001.

Chapter

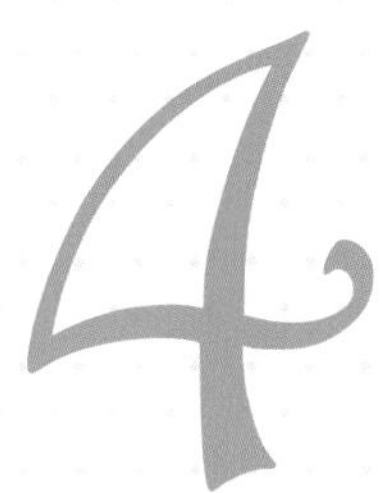

症例から学ぶ カリエスマネジメントの実践

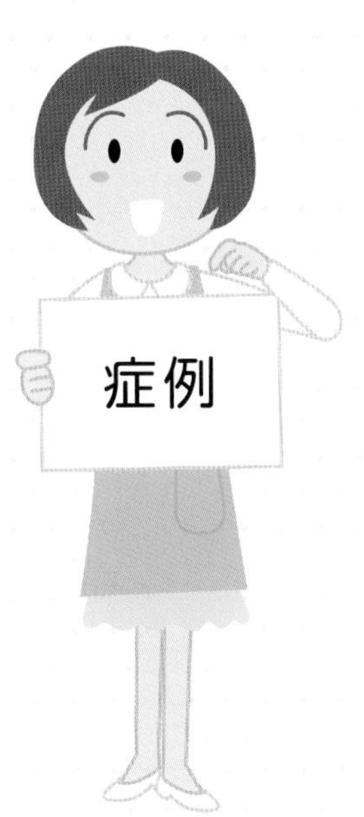

いよいよ実践編です．これまでに勉強してきたカリオロジーの知識，カリエスマネジメントの方法をどのように活かしたらよいのか，症例をとおしてみていきましょう！

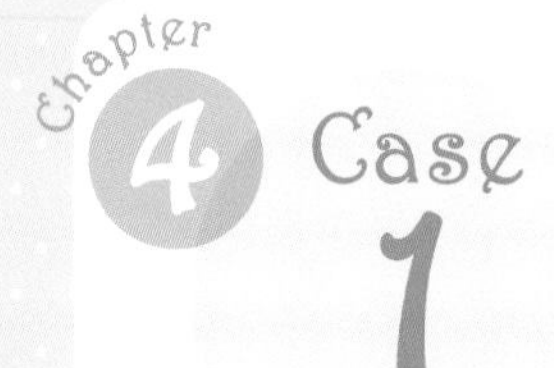

母子感染

さまざまな菌種が齲蝕病変の発生に関与していることが解明されつつあります(➡2-14).それでもなお,ミュータンスレンサ球菌はDMFT,dftと非常に強い関連性を示します.乳歯が萌出してくると,ミュータンスレンサ球菌が口腔内に定着するチャンスが生まれ,生後19〜31カ月ごろ(「感染の窓」,➡2-12)がもっとも危険な時期であるとされています.ミュータンスレンサ球菌の供給源が主たる保育者(母親であることがもっとも多い)であることも知られています.小児の口腔内の管理だけでなく,保護者の口腔内の環境整備を同時に行って,ミュータンスレンサ球菌の感染を低いレベルで抑えることは非常に大きな意味をもっています.

Case 1 母親の苦労を繰り返させない

母の患者情報

- 初診時33歳,女性
- 初診日:2009年10月7日(11年7カ月経過)
- 主訴:むし歯になりやすい体質.知人が当院に通うようになってから,むし歯になりにくくなったと聞いて来院.前医で「再治療したほうがいい」と言われた部位がある
- 全身的既往歴:特になし

姉の患者情報

- 初診時4歳,女性
- 初診日:2009年10月9日(11年9カ月経過)
- 主訴:クリーニング希望.歯並びも気になる
- 全身的既往歴:特になし
- その他:口呼吸

弟の患者情報

- 初診時2歳,男性
- 初診日:2010年1月26日(11年4カ月経過)
- 主訴:検診希望
- 全身的既往歴:特になし

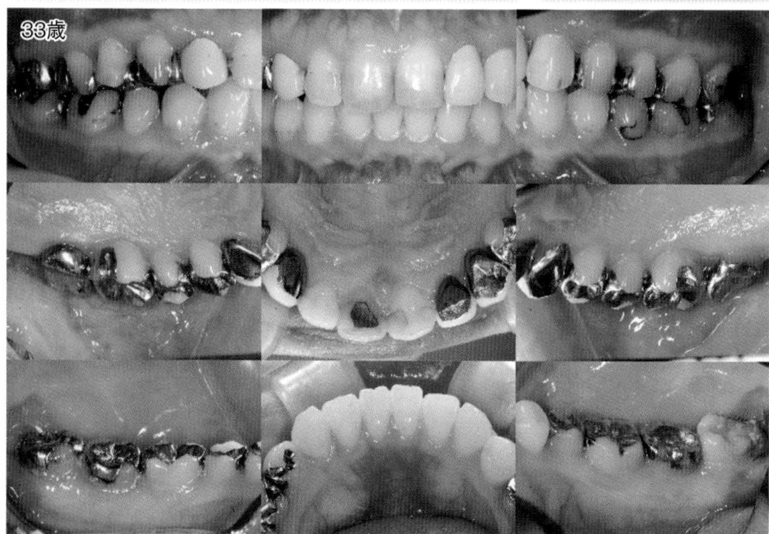

母

◀ 齲蝕経験の多い母親

年齢のわりに,齲蝕経験の多い口腔内.無髄歯も多く,ここで疾患そのものをコントロールしなければ,口腔内はどんどん崩壊していくと思われます.母親はそのことを自覚しており,自身はときどきキシリトールタブレットを食べ,2人の子どもたちの食生活などには気を配っていました.

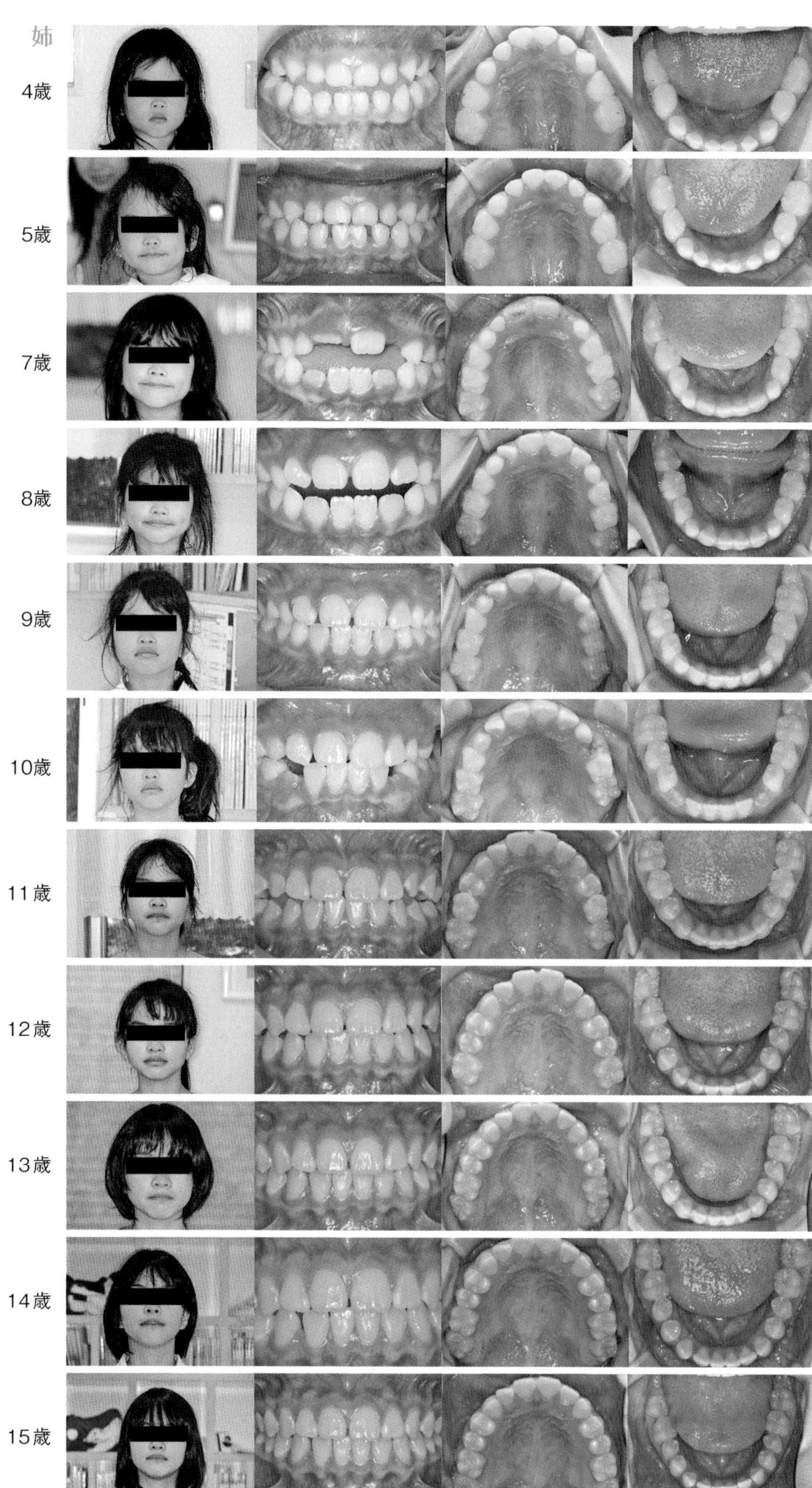

姉の良好な経過

小児患者については，毎年1回，顔貌と口腔内の写真を撮影しています．
初診時，「感染の窓」の時期（生後19〜31カ月）は過ぎてしまっていましたが，それまでの母親の努力もあり，ミュータンスレンサ球菌の感染は低いレベルでした．経過は良好に推移しています．口呼吸があったため，8歳時に口呼吸改善のためのプログラムを受けてもらいました．

弟

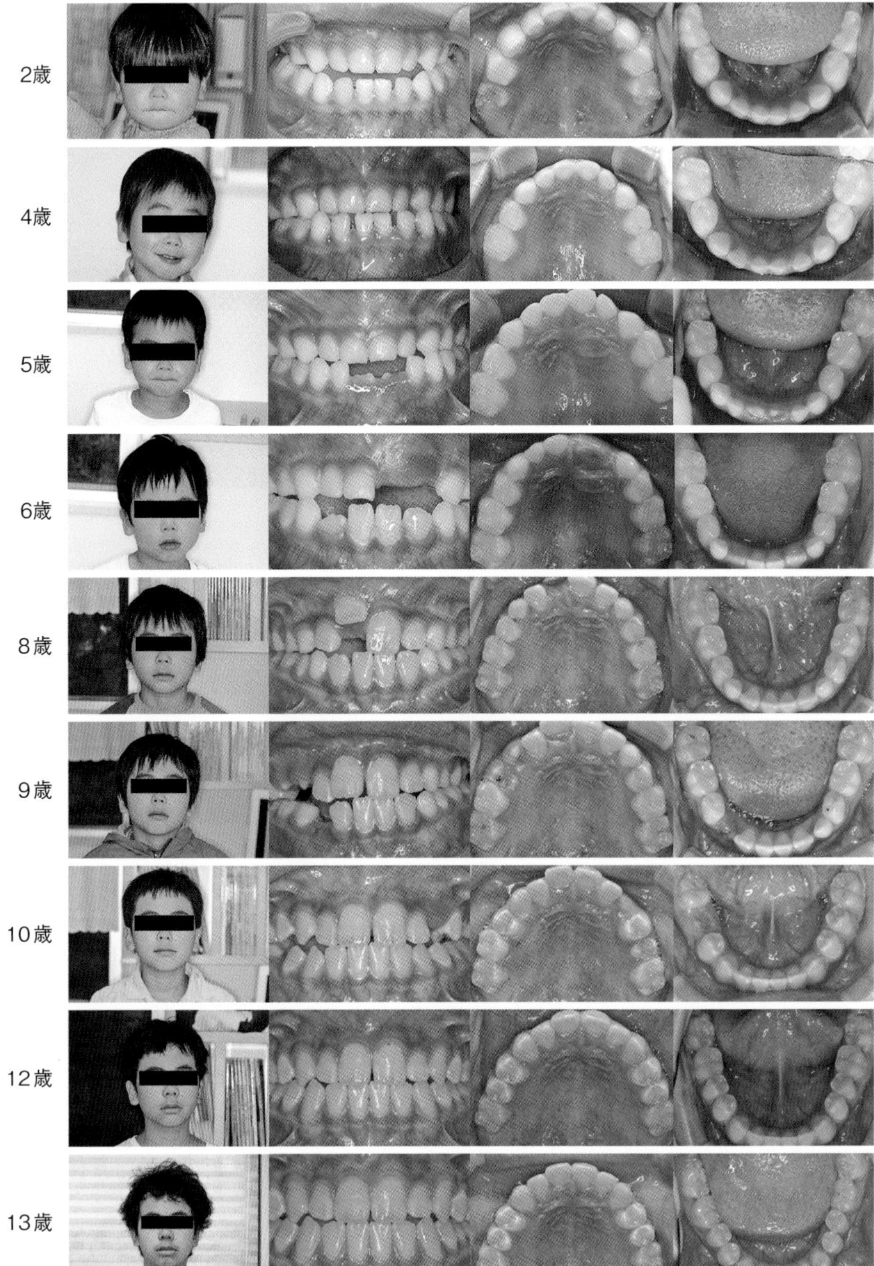

弟の良好な経過 ▶

「感染の窓」の時期からメインテナンスをすることができました．母親は姉のときよりも齲蝕に関する知識をもって子育てができたため，ミュータンスレンサ球菌はほぼ抑えられています．通常のメインテナンスで十分にコントロールできています．

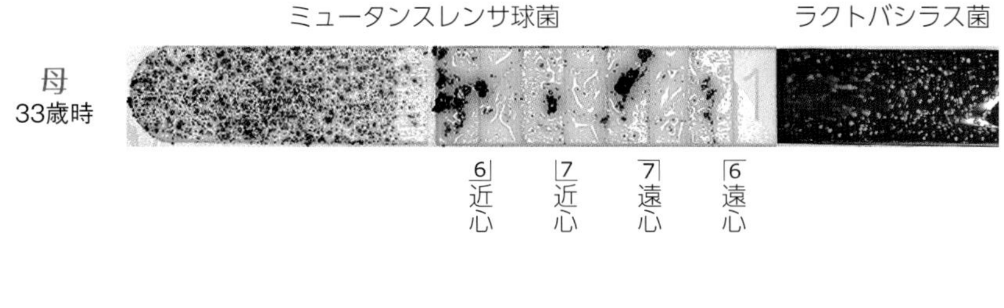

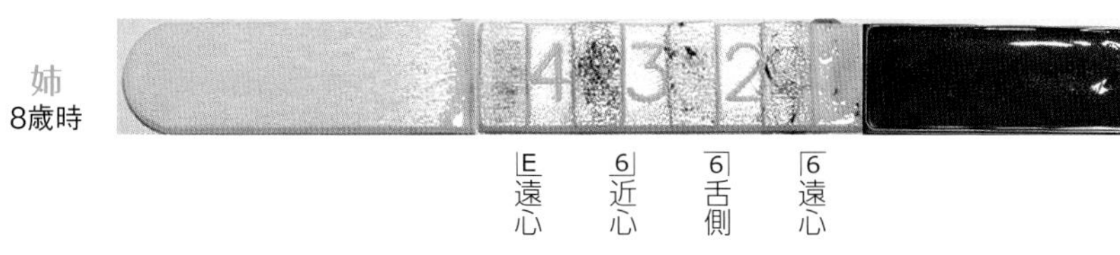

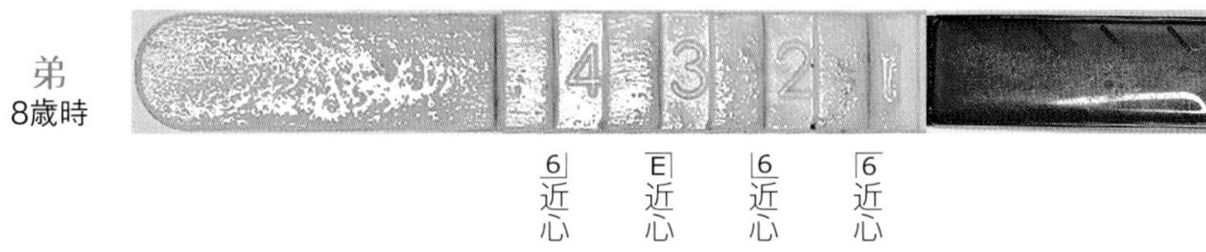

◀ 齲蝕原性細菌の母子感染は抑制できている

左から，唾液中のミュータンスレンサ球菌の数（デントカルトSM），部位ごとに採取したプラーク中のミュータンスレンサ球菌の数（デントカルトSMサイトストリップス），ラクトバシラス菌の数（デントカルトLB）の培養結果.

母：調べた4カ所すべてでミュータンスレンサ球菌が検出され，特に6⏌近心面はハイリスクであった．ほかの隣接面もハイリスクの部位が多数あると推測され，フロスの必要性が非常に高い

姉：ミュータンスレンサ球菌は平均値としてはローリスクであるが，6⏌近心面はハイリスク部位

弟：調べた4カ所すべてからミュータンスレンサ球菌はほとんど検出されず，いまのところは安定した状態．フロスは以前は使っていたが，いまは使っていないとのこと．フッ化物配合歯磨剤は必ず使用し，間食も時間を決め，清涼飲料水は飲まないとのこと

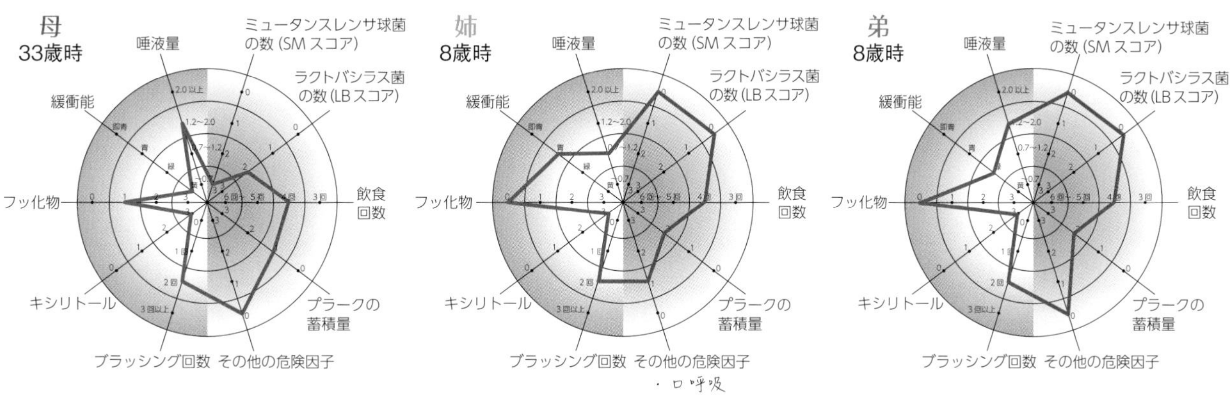

▲
母子のカリエスリスク検査の結果

母親はSMスコアが高かったため，キシリトールガムを食後に噛んでもらうように指導しました．子どもたちは通常のメインテナンスとフッ化物の応用で，SMスコアは低く抑えられ，現在まで齲蝕経験はありません．このように，早い段階から母親に正しい知識をもってもらうことは，母親のみならず子どもにも利益をもたらします．これから母親になっていくであろう若い女性が正しい知識をもてるように，情報提供を工夫していきたいと思います．

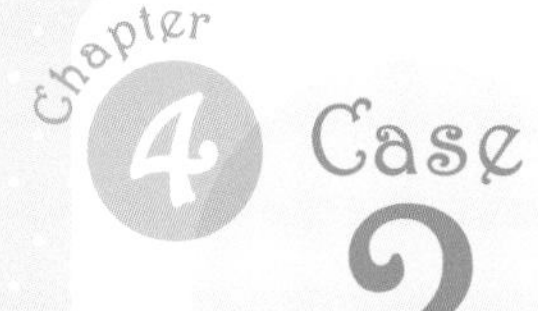

Early Childhood Caries

乳歯のエナメル質は，成熟永久歯のエナメル質に比べて臨界pHが高く，齲蝕病変が発生しやすくなっています．また，乳歯の齲蝕経験が多かったということ自体が永久歯の齲蝕病変発生のリスクであることも報告されています．しかし，乳歯列で多くの齲蝕を経験していたとしても，日常生活の改善点を意識し，メインテナンスを継続することで，永久歯を守っていくことは十分可能です．

Case 2　ECCのある姉妹のその後……

妹の患者情報

- 初診時3歳，女性
- 初診日：1999年5月28日（16年1カ月経過）
- 主訴：右下（E|）のむし歯治療．クリーニング希望
- 全身的既往歴：特になし
- その他：仕上げ磨きは1，2回しかしたことがないとのこと

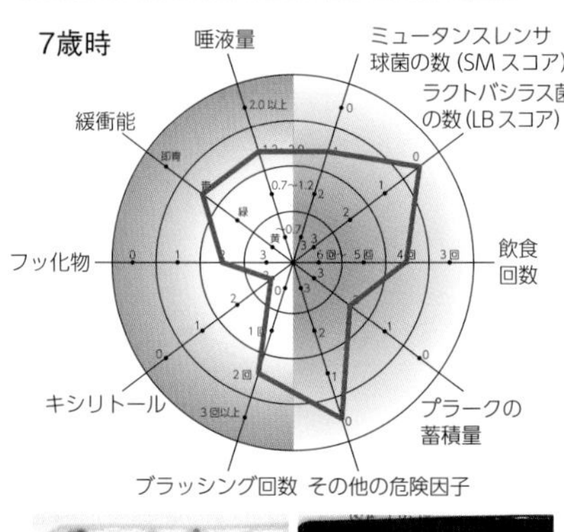

妹

3歳

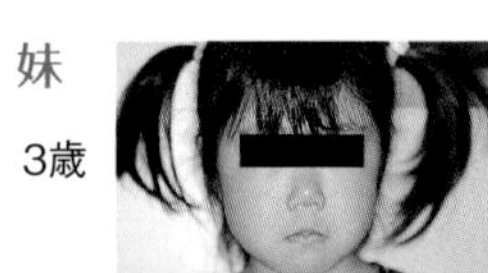

4歳

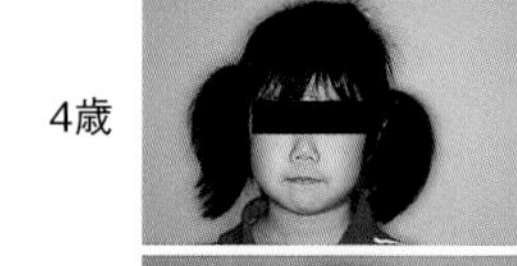
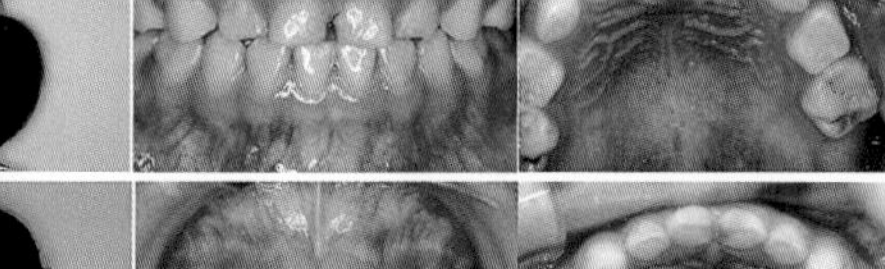
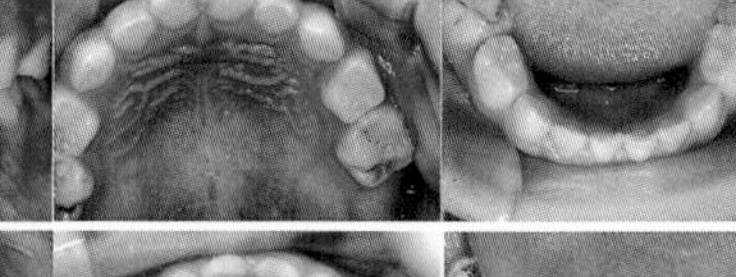

5歳

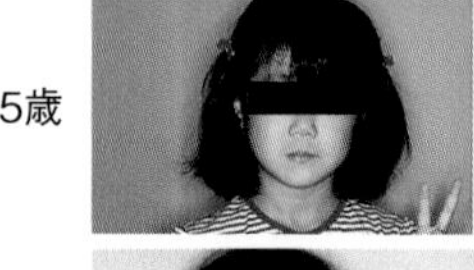
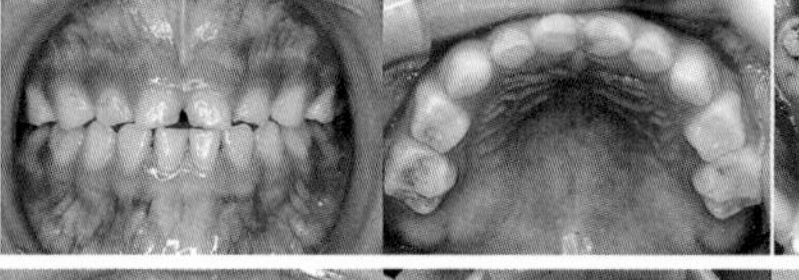

6歳

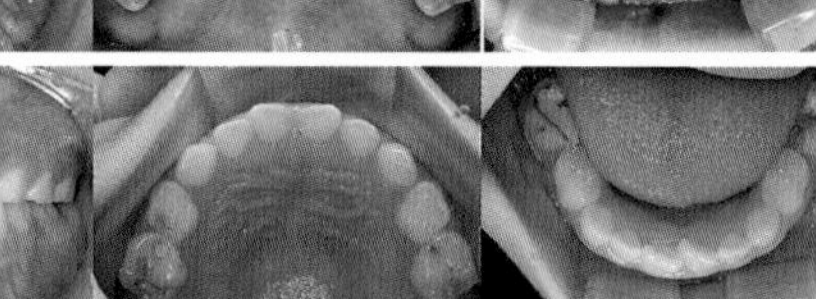

7歳

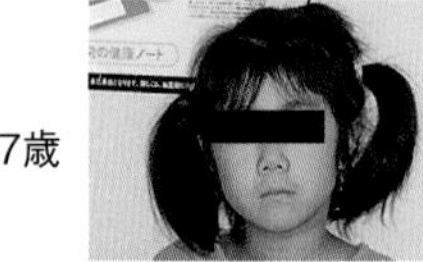
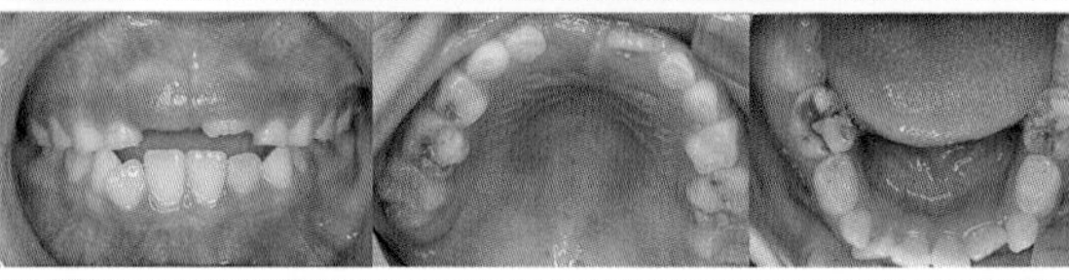

10歳

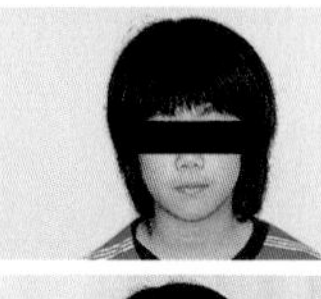
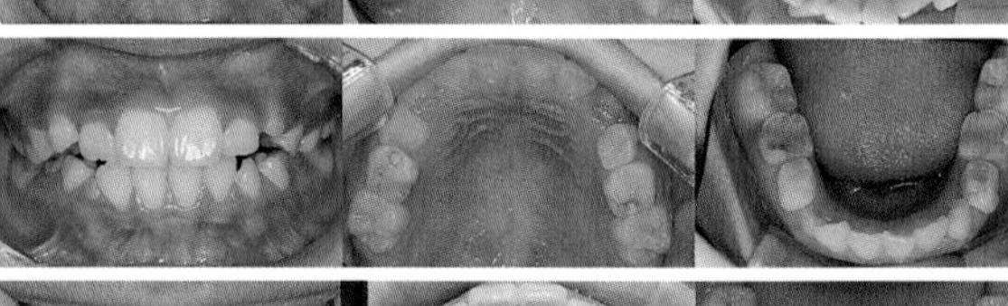

11歳

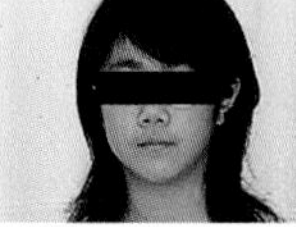
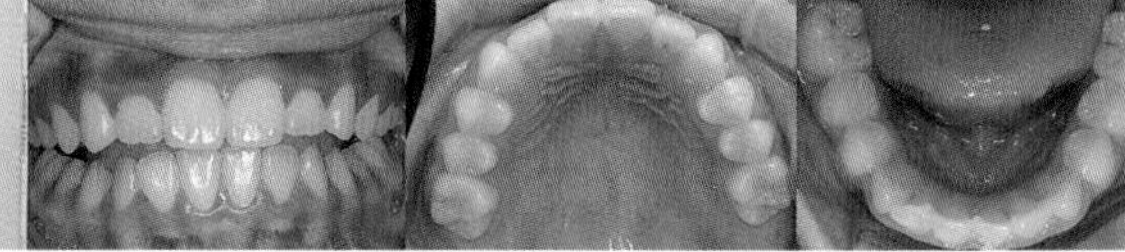

乳歯の齲蝕経験がある妹の経過 ▶

口腔内写真を撮影することができませんでしたが，3歳の時点でE|に大きな齲窩が生じていました．まずは齲窩を充填することで，リスクの軽減を図りました．

妹

12歳

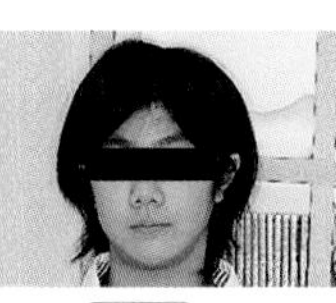

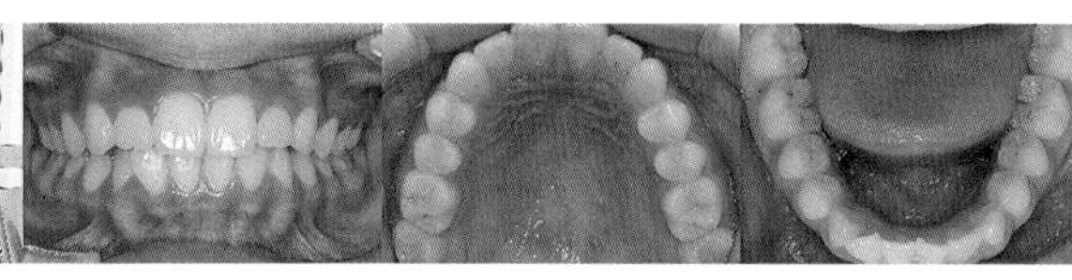

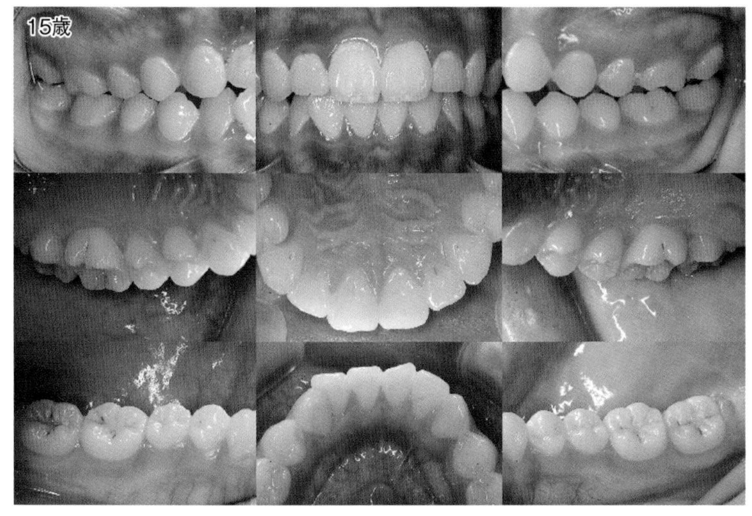

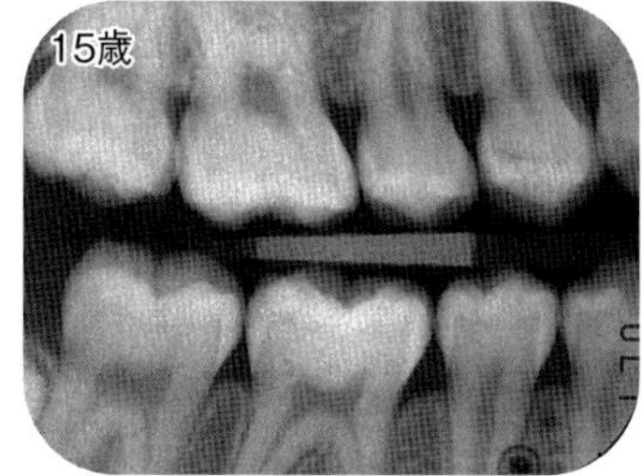

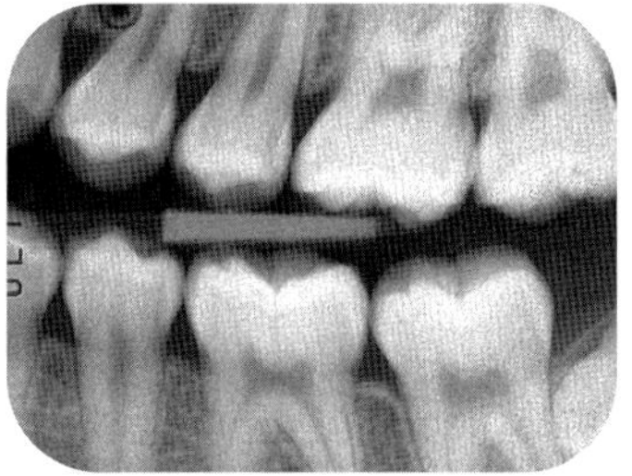

不定期なメインテナンス

不定期ながらもメインテナンスに応じていました．15歳時，カリエスフリーの状態です．

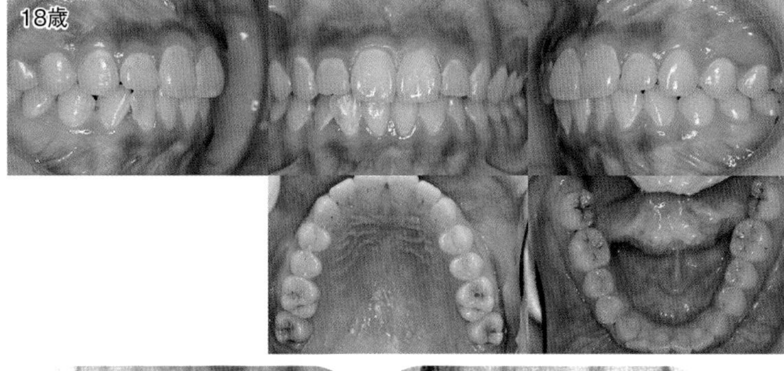

3年ぶりの来院

15歳から3年ほど来院が途絶えた18歳の状態．修復を要する歯が7本もありました．7|7の遠心頬側部のようにハイリスクの部位もありましたが，食生活の変化などで，もともと低かった細菌関連のリスクも高くなってしまったのではないかと推測しています．ホームケア，食生活の見直し，メインテナンスに応じてもらうことが，ありきたりではありますが，まずやらなければならないことです．

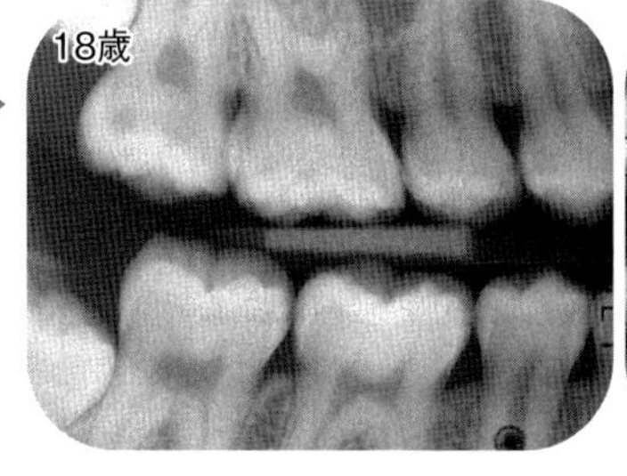

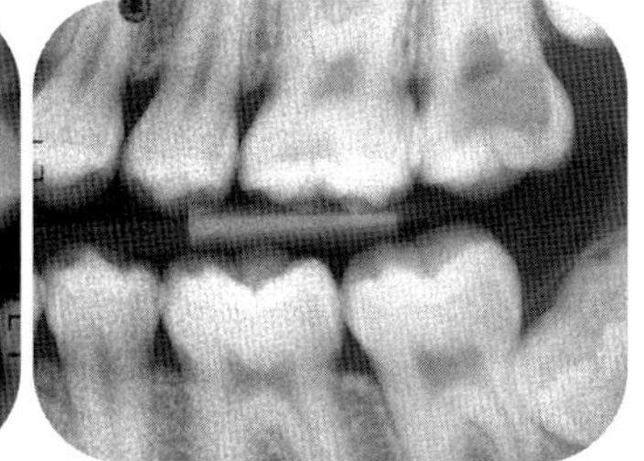

姉の患者情報

- 初診時7歳，女性
- 初診日：1999年7月19日（15年10カ月経過）
- 主訴：精査希望
- 全身的既往歴：特になし
- その他：乳幼児期より唾液が少なく，よだれがほとんど出なかったとのこと

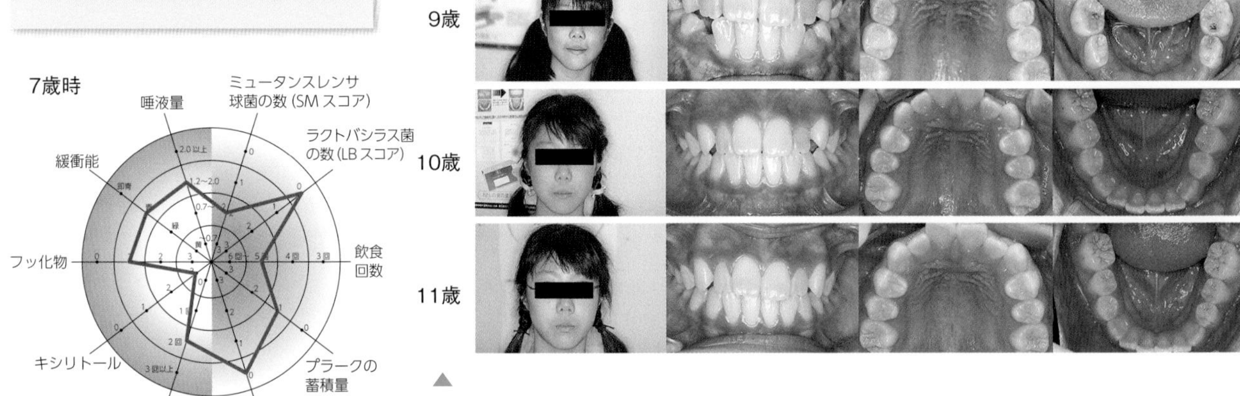

▲
リスクがやや高い姉の経過

唾液が少ないとのことでしたが，検査の結果からは刺激時唾液量は問題ありませんでした．SMスコアはやや高いですが，メインテナンスのなかで永久歯はカリエスフリーのまま推移しています．

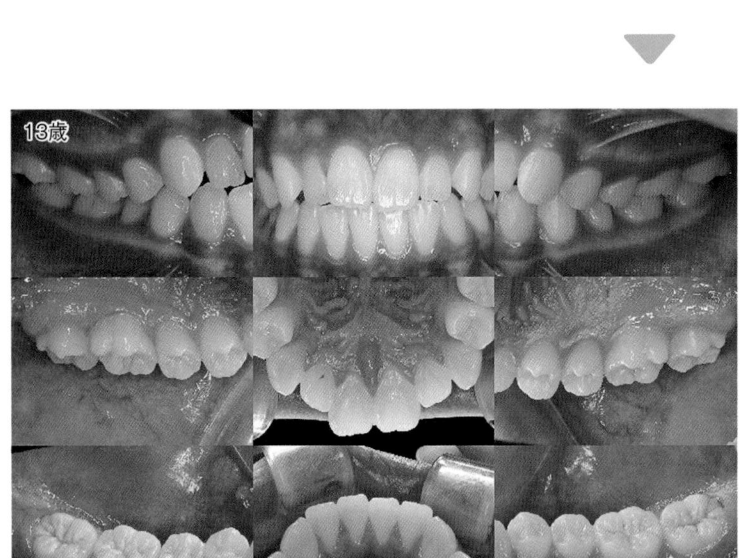

◀ カリエスフリーで永久歯列完成

姉

15歳

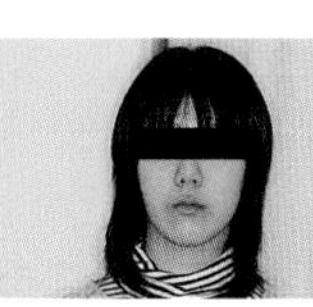

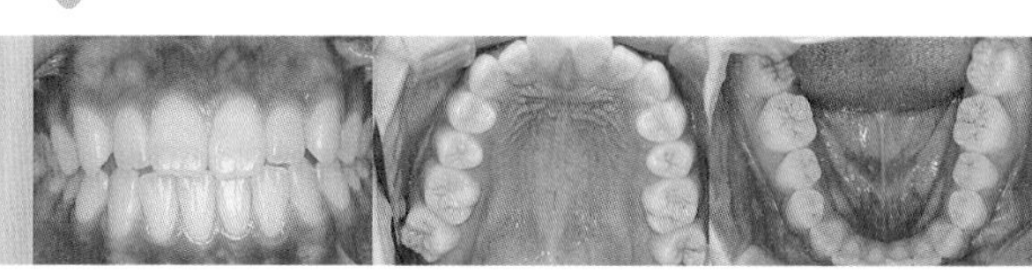

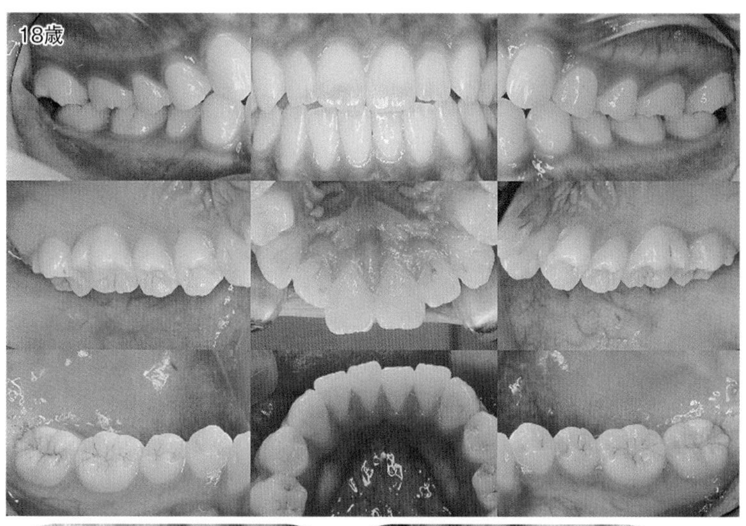

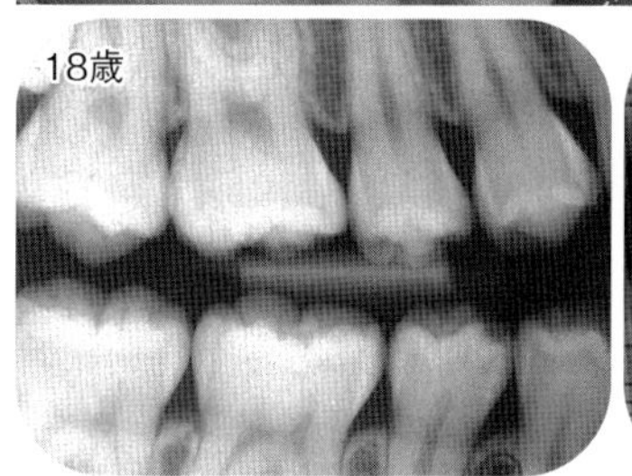

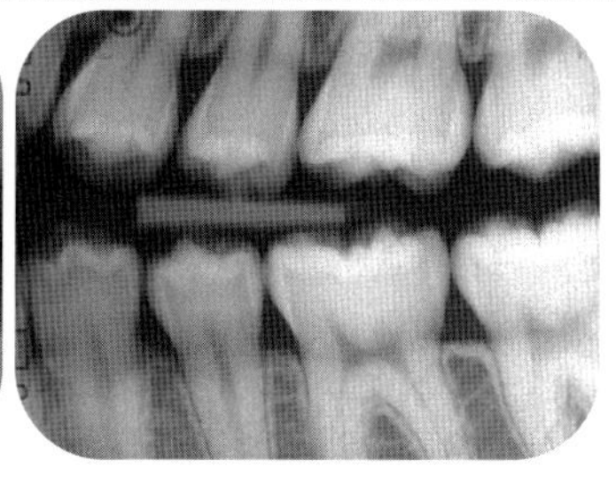

何とか継続したメインテナンス

ときどきメインテナンス間隔が延びてしまいましたが，完全に縁が切れてしまうことはありませんでした．15歳，18歳と無事に経過．

カリエスフリーのまま成人

10歳代後半の一番危険な時期を乗り切って，20歳を迎えました．現在も良好な状態です．もともと姉のほうがややハイリスクの傾向がありましたが，10歳代後半で姉妹の口腔内状態は明暗が分かれました．この時期は，食生活やホームケアの乱れにより齲蝕病変が急増する傾向にあります．このような時期こそ，メインテナンスの重要度が高いのですが，妹の場合は，一番危険な時期に3年間もコントロールを受けずに過ごしてしまったことが，明暗を分けた理由であろうと考えられます．

20歳

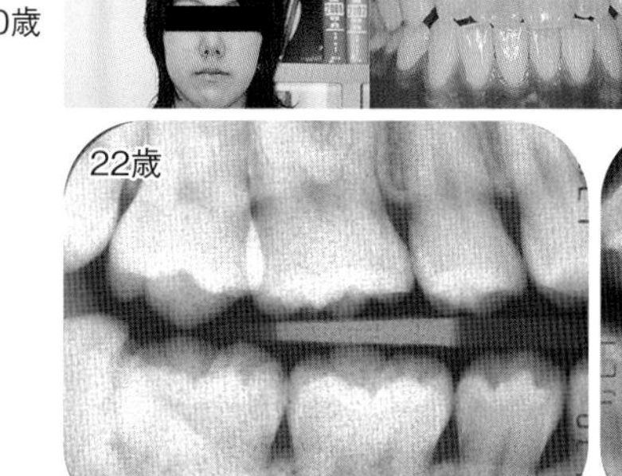

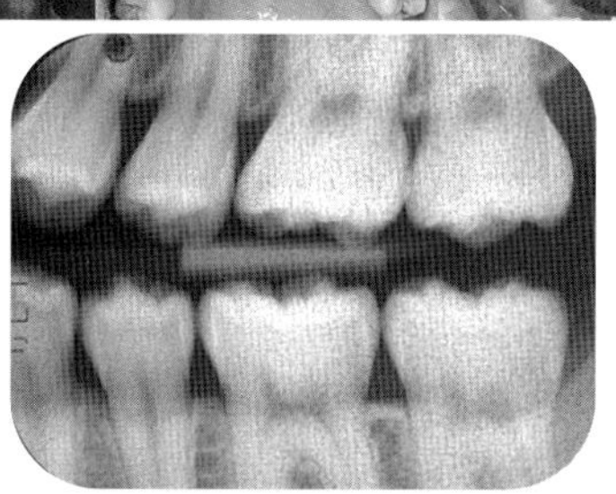

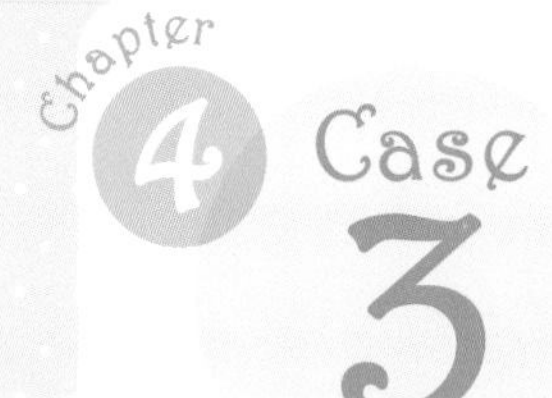

家族の健康観

齲蝕というのは，歯とプラークの界面で起こる化学反応であり，条件がそろえば容易に発症します．いくらメインテナンスで歯面を清掃し，フッ化物を塗布したとしても，ブラッシングが不十分であったり，食生活が乱れていたりすれば，齲蝕病変が発生する確率は高くなります．つまり，「齲蝕のコントロールの成否は患者さんのコンプライアンス次第で決まる」と言っても過言ではありません．健康観が低かったり，幼いころからの好ましくない習慣などは家庭内で醸成されていくもので，ハイリスクの患者さんもある特定の家族に集中してしまう傾向があります（➡2-19）．

Case 3　齲蝕が多発する兄弟

5人家族の健康観

父，母，長女，長男，次女の5人家族．両親はともに介護関係の仕事をしており，なかなか3人の子どもたちに気がまわらないようです．予約時間に子どもたちが来院しないこともめずらしくありません．

父の患者情報

- 初診時38歳，男性
- 初診日：2008年4月15日（7年2カ月経過）
- 主訴：最近歯科に受診していないため精査希望．「もともと非常に歯が悪い」とのこと
- 全身的既往歴：特になし
- その他：喫煙

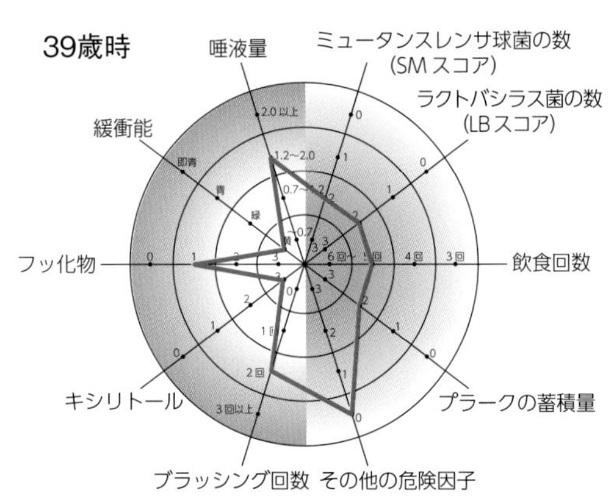

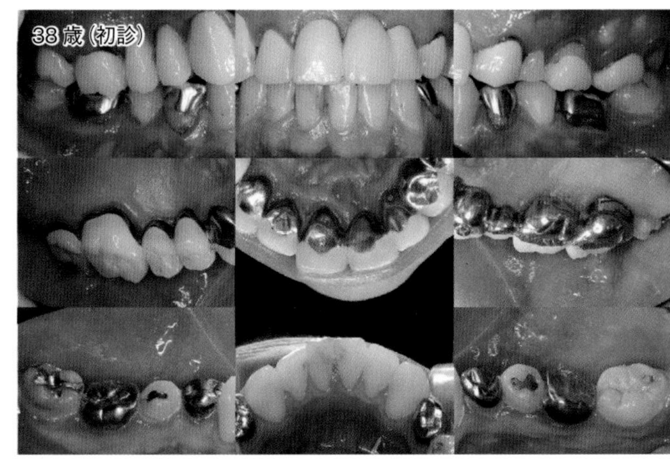

▲
父親

補綴物が非常に多い口腔内．カリエスリスクも非常に高いです．メインテナンスには来院しています（二次齲蝕，➡1-8）．

母の患者情報

- 初診時32歳，女性
- 初診日：2004年9月10日（10年9カ月経過）
- 主訴：左上の奥歯が痛い．むし歯の治療，クリーニング希望
- 全身的既往歴：特になし

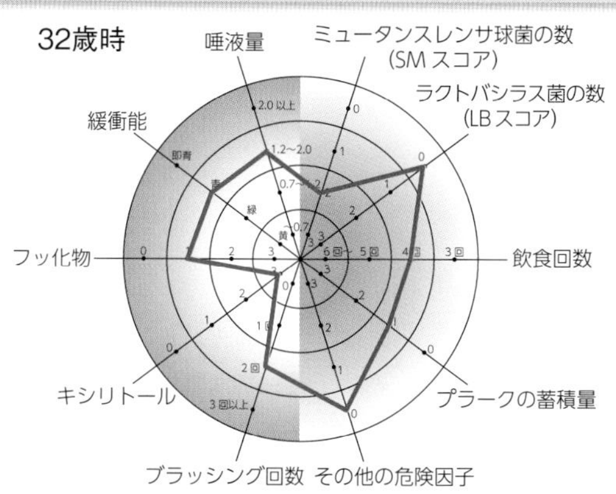

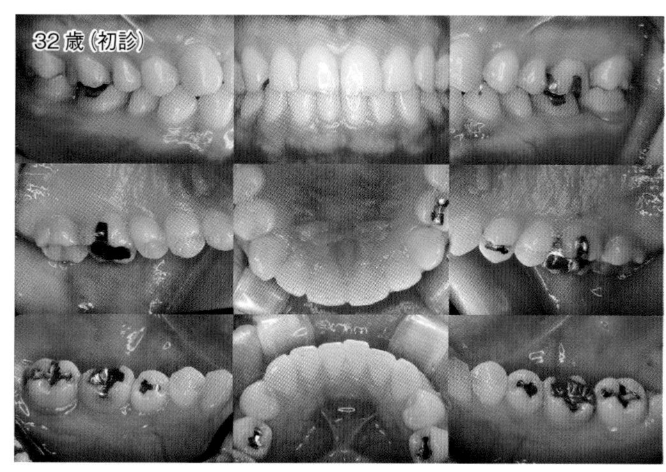

▲
母親

あまり破壊されていない口腔内で，カリエスリスクはそれほど高くありませんが，メインテナンスには来院していません．

長女の患者情報

- 初診時3歳，女性
- 初診日：2003年8月1日（11年5カ月経過）
- 主訴：むし歯の治療，クリーニング希望
- 全身的既往歴：特になし

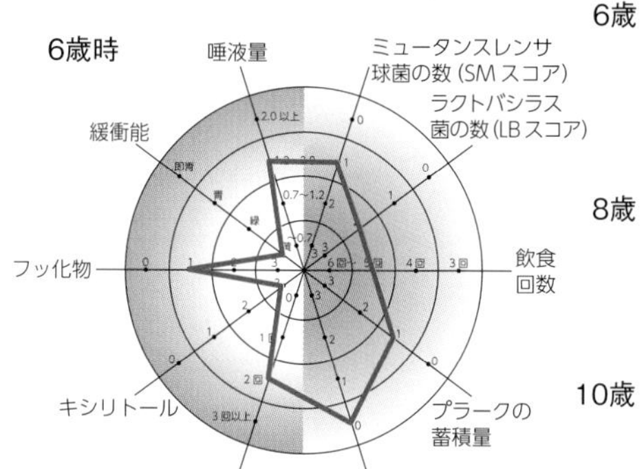

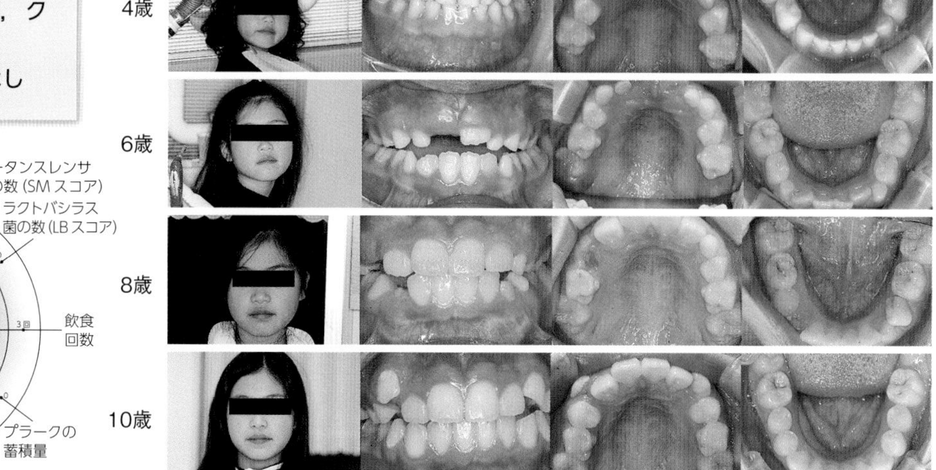

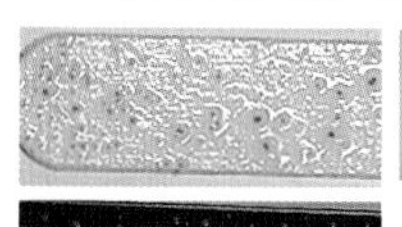

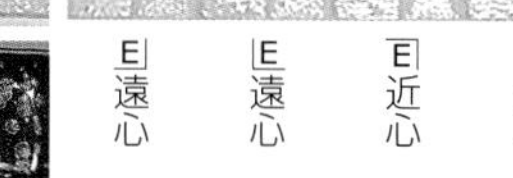

▲
長女の経過

カリエスリスクからは，飲食回数の多さが一番の問題であることがわかります．

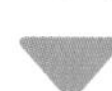

長女

齲蝕病変の多発

メインテナンスには不定期ながら応じていましたが，10歳時に永久歯に齲蝕病変が多発しました．6|6 は早期にフィッシャーシーラントしておいたほうがよかったと反省しています．2| の盲孔も形態的にリスクの高い部位の1つです．

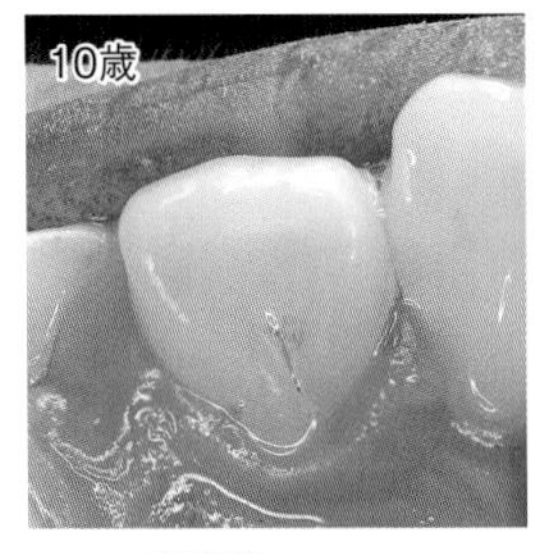

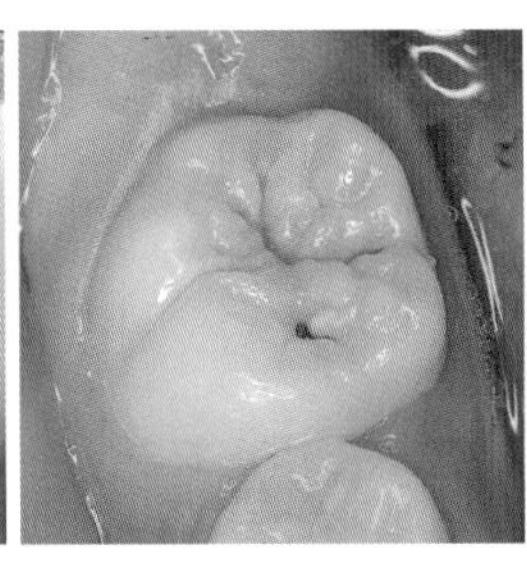
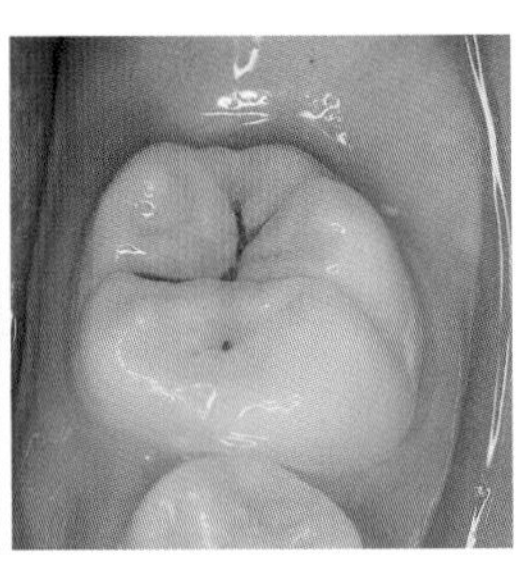

11歳

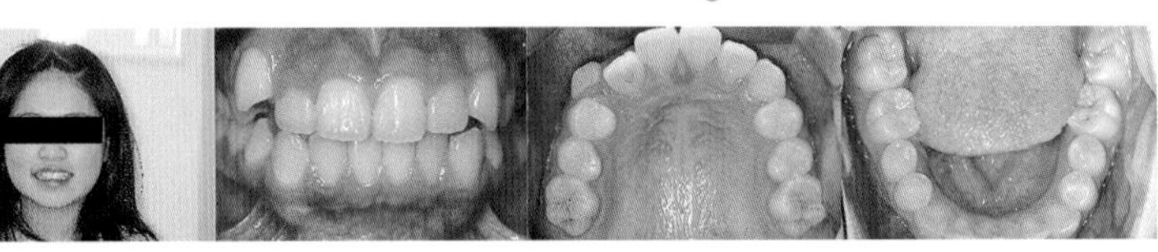

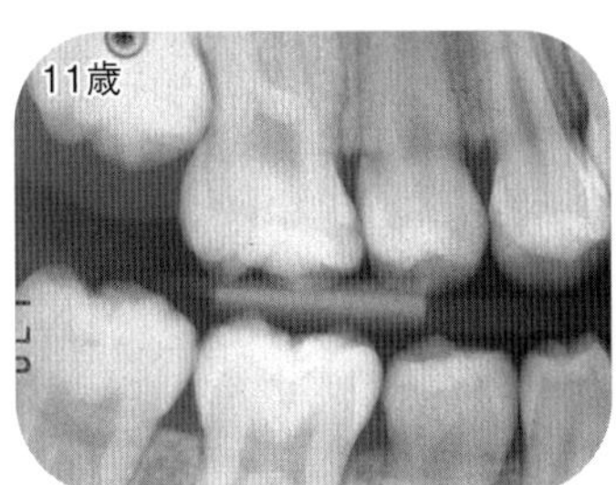

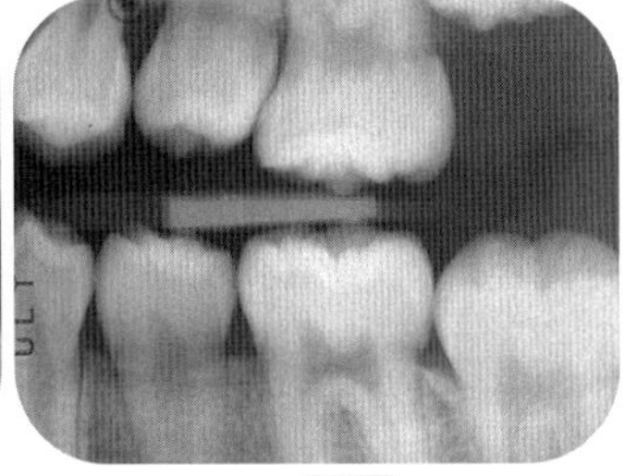

初期齲蝕病変

6| 近心に病変が認められますが，この時点ではフロスとフッ化物使用を励行するよう指導して，経過観察としました．

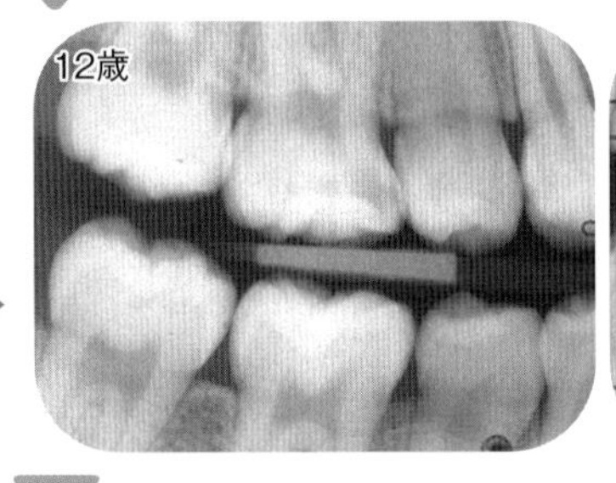

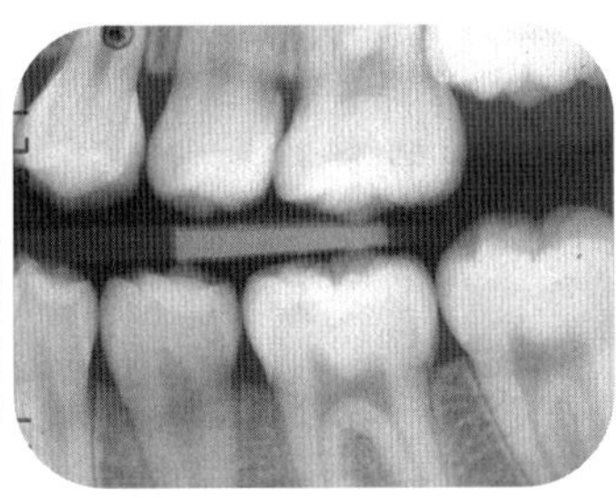

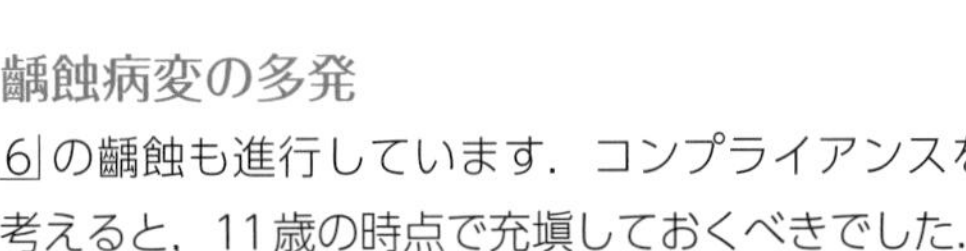

齲蝕病変の多発

6| の齲蝕も進行しています．コンプライアンスを考えると，11歳の時点で充塡しておくべきでした．

13歳

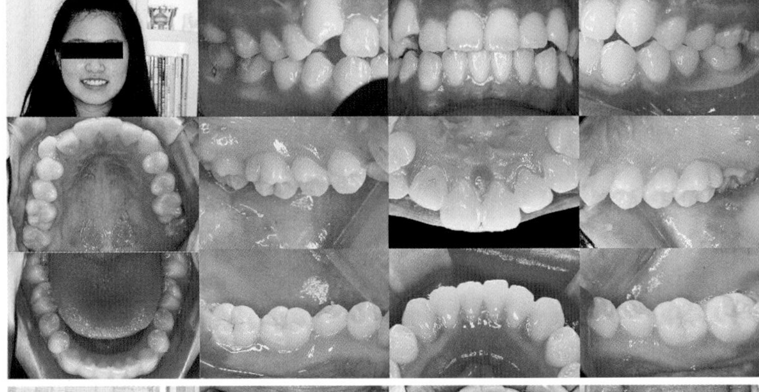

14歳

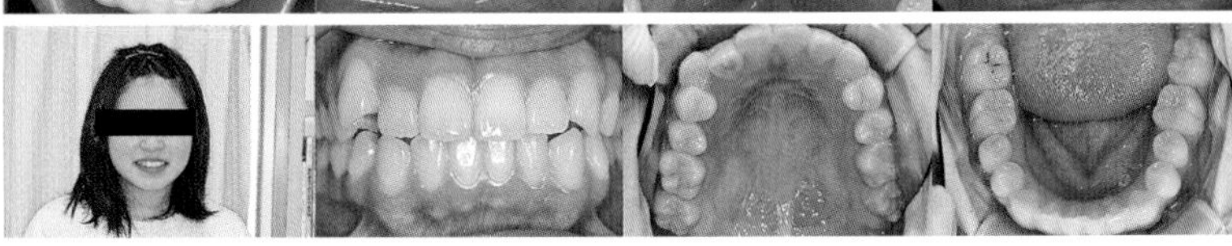

不定期なメインテナンス

その後も，メインテナンスには不定期に来院．現時点では新たな病変は発生していません．

長男の患者情報

- 初診時1歳，男性
- 初診日：2006年3月6日
  （9年3カ月経過）
- 主訴：むし歯の治療
- 全身的既往歴：特になし

長男

2歳

4歳

5歳

6歳

7歳

8歳

9歳

10歳

11歳

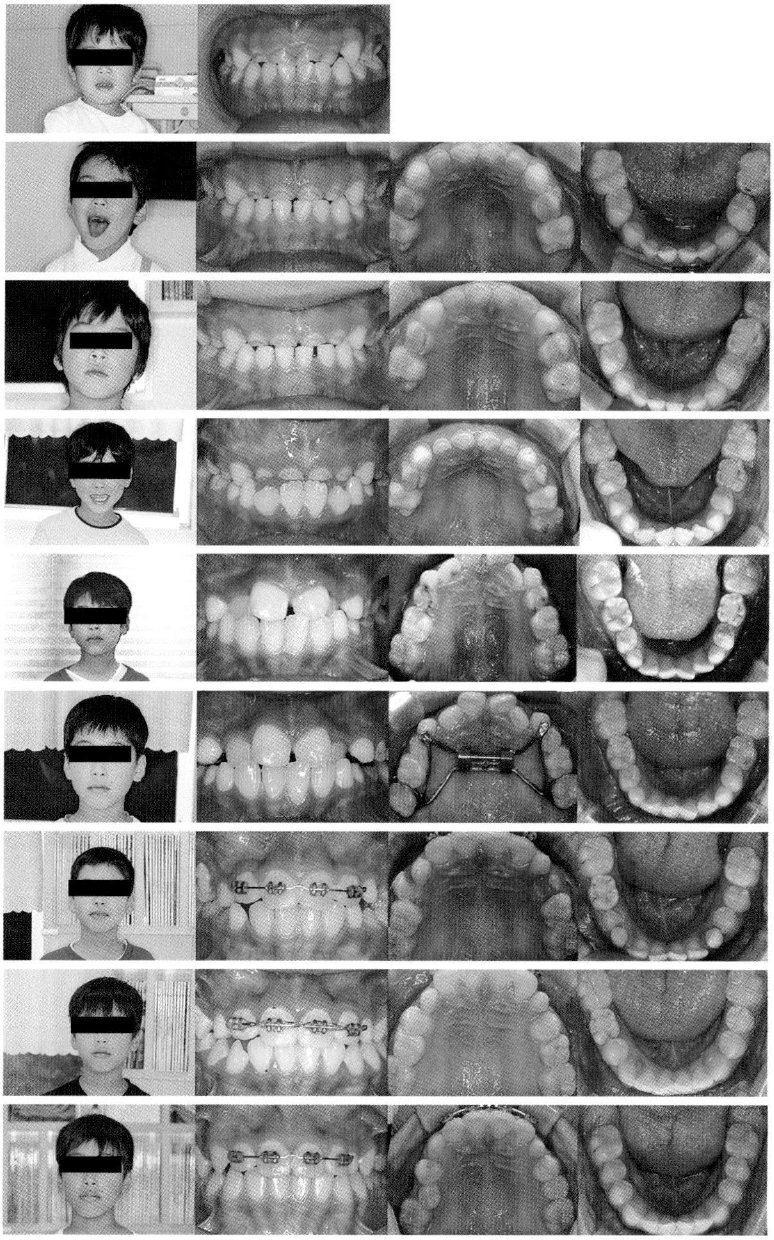

長男の経過

2歳のころから，哺乳瓶で何かを飲みながら眠る習慣がありました．カリエスリスク検査は，母親から必要ないとの返事があり，行っていません．プラークコントロールの不良が一番の問題点であり，特にブラケット周囲は要注意です．

次女の患者情報

- 初診時2歳，女性
- 初診日：2008年8月20日（6年10カ月経過）
- 主訴：むし歯の治療，クリーニング希望
- 全身的既往歴：特になし

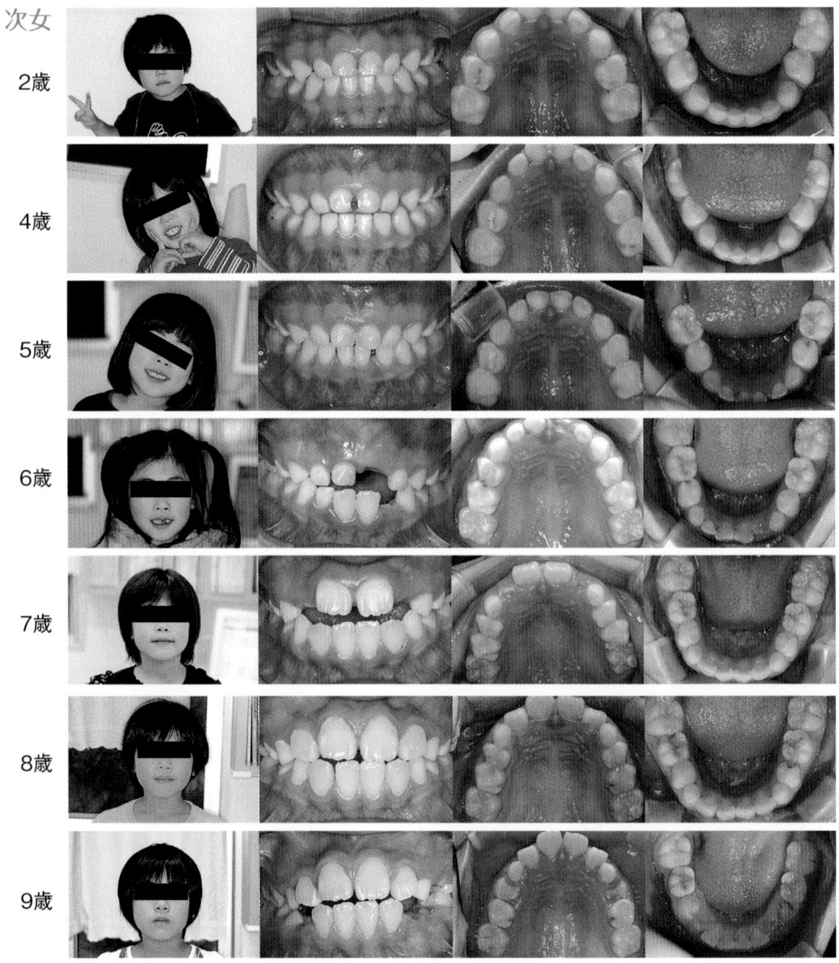

次女の経過 ▶

2歳から来院していますが，乳臼歯はすべて齲蝕に罹患してしまいました．永久歯は何とか守っていきたいと思っています．

		1歳	2歳	3歳	4歳	5歳	6歳	7歳	8歳	9歳	10歳	11歳	12歳	13歳	14歳
長女	dft			0	2	3	4	4	4						
	DMFT					0	0	0	0	0	1	3	7	7	7
長男	dft	0	0	5	5	8	9	9	9						
	DMFT						0	2	2	2	3	3			
次女	dft		2	4	7	8	8	8	8						
	DMFT					0	0	0	0	0					

▲

3人の子どもたちのdft・DMFTの推移

3人とも，次から次へと病変が発生しました．両親が十分にかまうことができないためか，間食が増え，ホームケアが乱れているのが一番の原因と思われます．何とか子どもたちの自立を促し，安定を得たいと考えていました．

最近になって両親の仕事が落ち着いてきたのか，母親もメインテナンスに来院しました．子どもたちも祖母といっしょに来院したり，すこし受診状況がよくなってきたように思います．長男のホームケアも改善してきました．小児の場合，自覚を促すよりも，家族のなかに健康に関して注意を払える人がいることが重要なのだろうと思います．

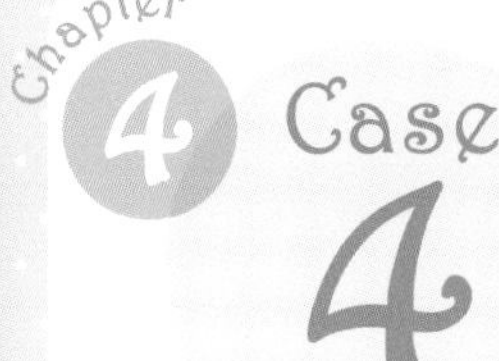

生活の乱れによるリスクの変化

カリエスリスクは時間の経過とともに変化していきます．ある時点でローリスクであったとしても，食生活の乱れや不適切なホームケアが長期にわたって続いていると，ハイリスクに変わってしまう可能性があります．食生活やホームケアといった日常生活にかかわる要因は，いくら私たちが指導しても本人にその気がなければ修正できません．同じようなことがメインテナンスへの定期来院についてもいえます．このような背景から，齲蝕のコントロールは結果が出にくいものだといえます．

Case 10 低年齢からのカリエスマネジメント

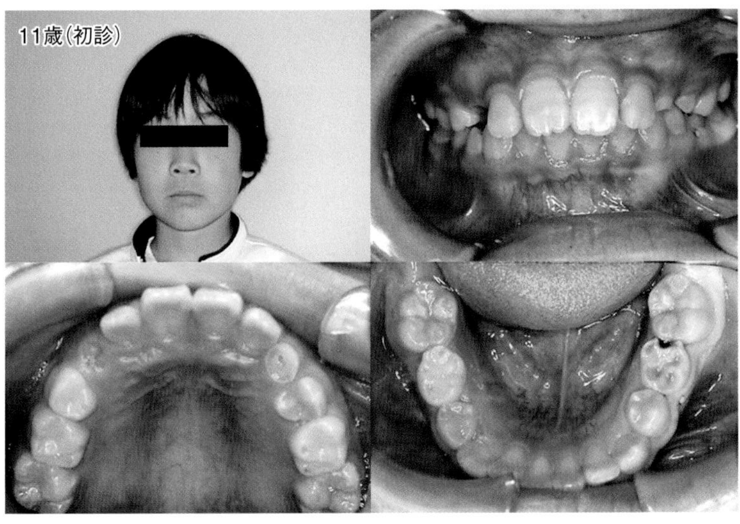

▲
リスクの高くない口腔内

肉眼所見では，|E に実質欠損は認められますが，リスクの高そうな印象は受けません．カリエスリスク検査の結果からは，プラークの量が多いのとフッ化物をまったく使用していないという問題がわかりました．ホームケアについては，技術的指導とフッ化物配合歯磨剤の使用をアドバイスしました．後は，メインテナンスでのフッ化物塗布でこの口腔内は守っていけると考えました．

患者情報

- 初診時11歳，男性
- 初診日：1995年1月24日（25年7カ月経過）
- 主訴：|E のむし歯を治してほしい
- 全身的既往歴：特になし

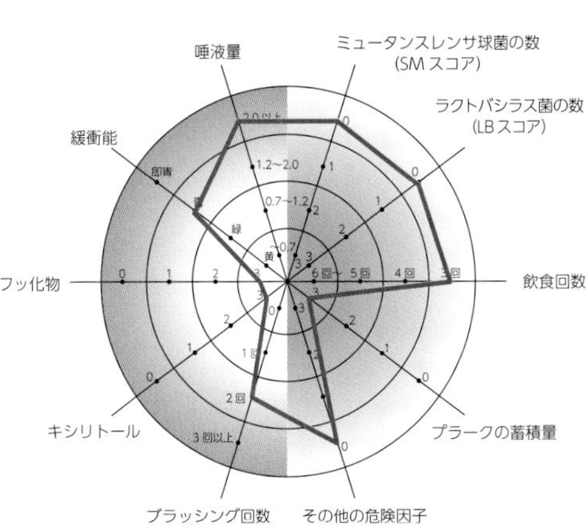

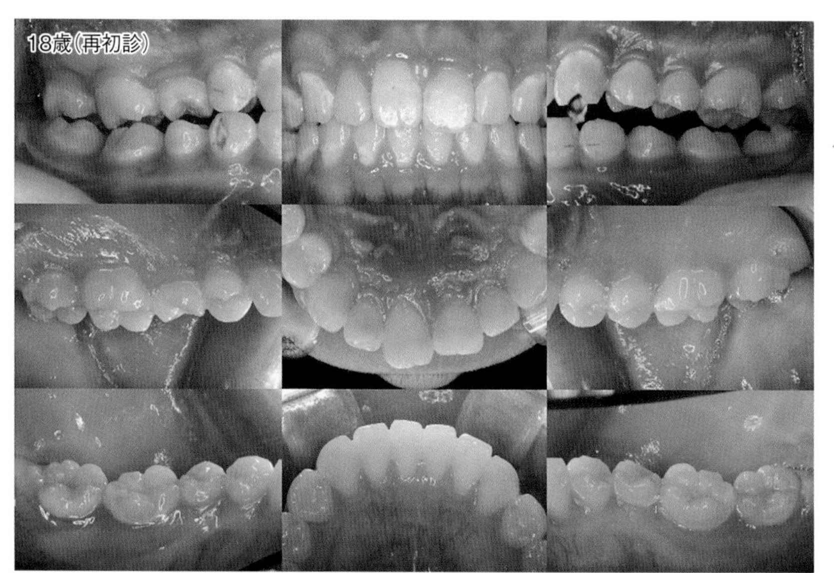

◀ 途絶えるメインテナンス

しかし，メインテナンスに応じることなく，歯頸部の齲蝕病変の治療を主訴に再来院を繰り返していました．ちなみに，母親もメインテナンスには応じず，家庭に根づく健康観の問題であると考えられました．写真は，1度目の再来院の治療が終了した段階のものです．白斑病変も存在しており，メインテナンスが必須であることをていねいに話していますが，患者さんは変わりませんでした．

▼

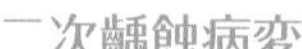

二次齲蝕病変 ▶

その後も二次齲蝕病変などを繰り返し，2| は歯頸部から破折して歯冠補綴をせざるをえなくなりました．それでも健康観は変わりません．

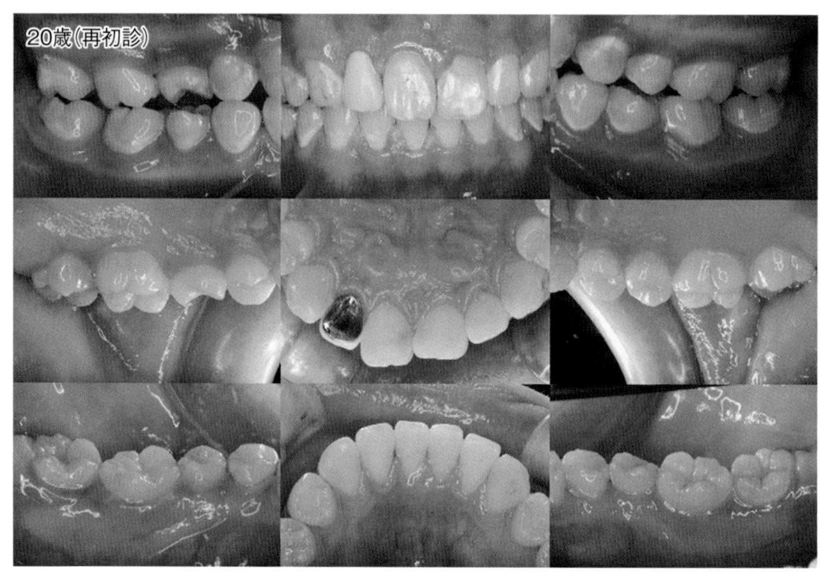

▼

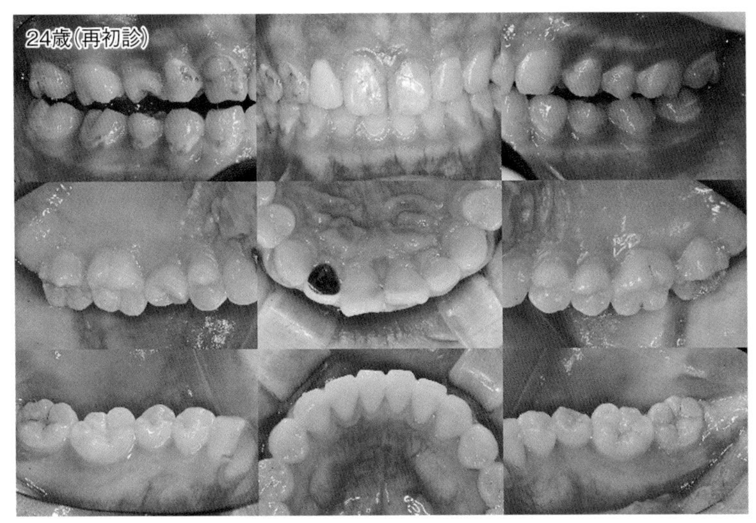

社会人になっても……

社会人になり，仕事の疲れなどからさらに状況は悪化し，白斑病変にも実質欠損が生じはじめました．それでも，仕事が忙しいからとのことで，修復処置が終わると来院しなくなります．

健康観に変化が！

さらに状況を悪化させて再来院．結婚をして，奥さまといっしょでした．クリーニングを希望された奥さまには4カ月ごとのメインテナンスを勧めましたが，「主人にちゃんとメインテナンスを受けさせたいので，私も主人に合わせてください．私がいっしょじゃないと主人はケアを受けなくなると思います」ということで，夫婦そろって2〜3カ月に1回のメインテナンスを受けるようになりました．新しい家庭を築き，奥さまの影響で健康観が望ましいかたちで確立し，メインテナンスには来院するようになりました．人生のなかの大きなイベントは，その人の健康観を変化させるよいチャンスになるのかもしれません．しかしながら，ホームケアはなかなか改善せず……，現在は海外赴任中で，心配しています．

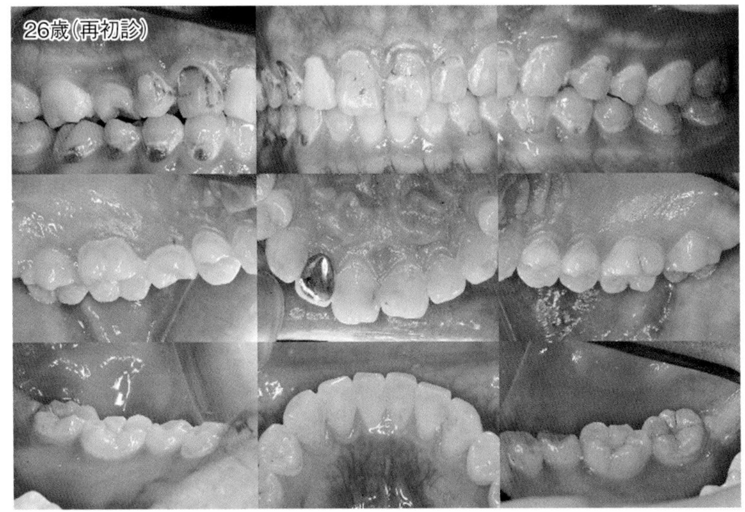

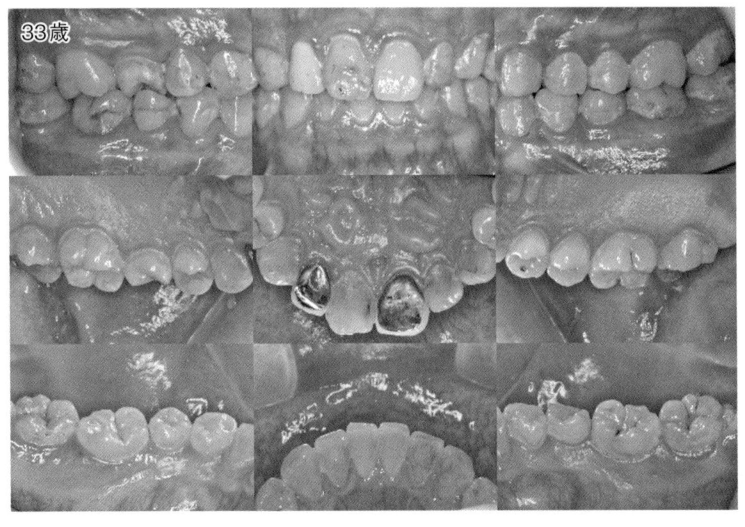

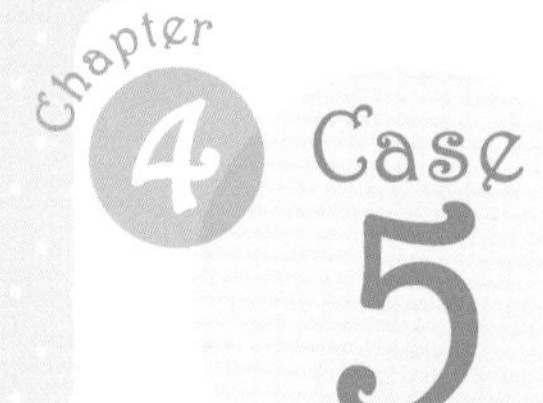

Case 5 唾液減少症

唾液分泌量が少ないことは，カリエスリスクのなかでももっとも大きな問題となります．単に細菌によって産生された酸の処理に時間がかかるというだけでなく，細菌叢を齲蝕原性の高いものに変化させてしまう可能性があるからです．唾液分泌量が少ない場合には，まず唾液腺の活性を高めるために，よく噛んで食べることを指導したり，シュガーレスガムを噛むことを日常生活のなかに取り入れたり，唾液腺マッサージを行ってもらったりする一方で，食生活を正しく保つ，ホームケアの質を向上させるなど防御因子の強化が必要となります．

Case 5 少ない唾液分泌量だが，良好に経過した症例

患者情報

- 初診時32歳，女性
- 初診日：2004年4月7日（16年10カ月経過）
- 主訴：クリーニング希望
- 全身的既往歴：特になし

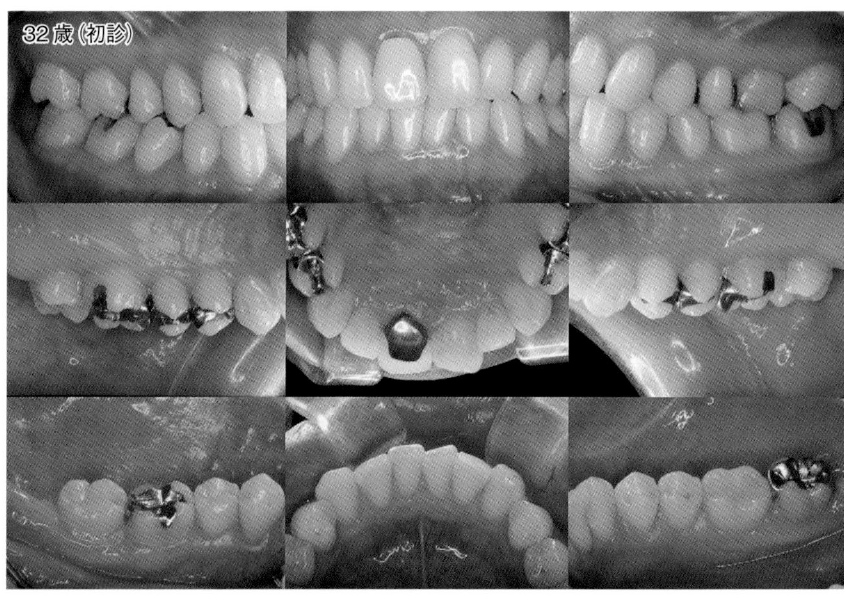

▲
少ない唾液分泌量がリスク！

修復物が多いですが，ホームケアもよく，カリエスリスクの高さは感じられません．また，唾液の量は少ないですが（0.4mL/分），細菌叢に悪影響は出ていません．唾液腺の機能を向上させる目的で，食後にキシリトールガムを噛んでもらうよう指導しました．

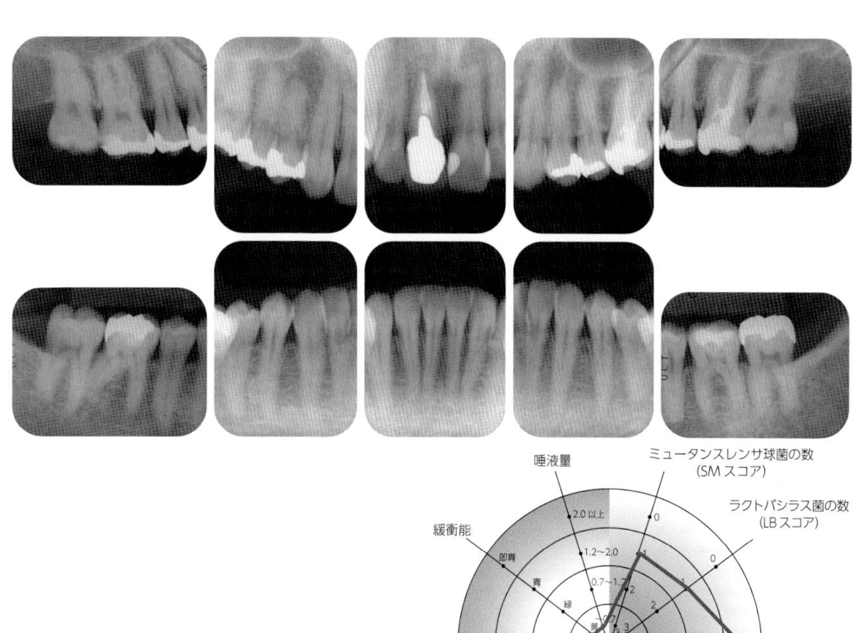

かつての齲蝕による治療痕がありますが，現在は落ち着いていると思われます．

唾液量
ミュータンスレンサ球菌の数（SM スコア）
ラクトバシラス菌の数（LB スコア）
緩衝能
飲食回数
フッ化物
プラークの蓄積量
キシリトール
ブラッシング回数
その他の危険因子

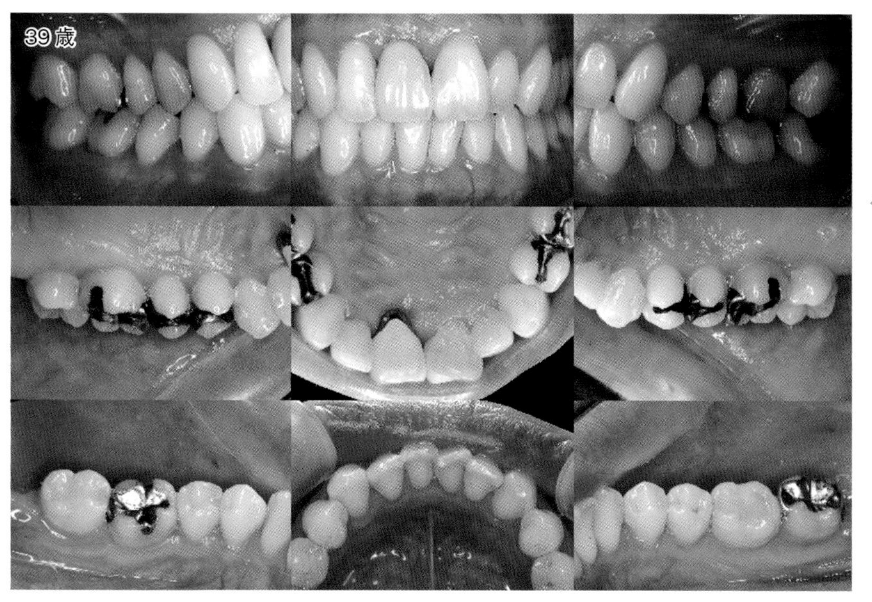

定期的なメインテナンス

定期的なメインテナンスへの来院で，歯と歯周組織は良好に維持されています．1|は，子どもの頭が当たって歯根破折を起こしたため，抜歯となりました．唾液分泌量については大きな変化はありませんが，4カ月間隔のリコールとホームケア，食習慣の適切さなどが相まって，脱灰と再石灰化のバランスが脱灰に偏っていることはなさそうです．

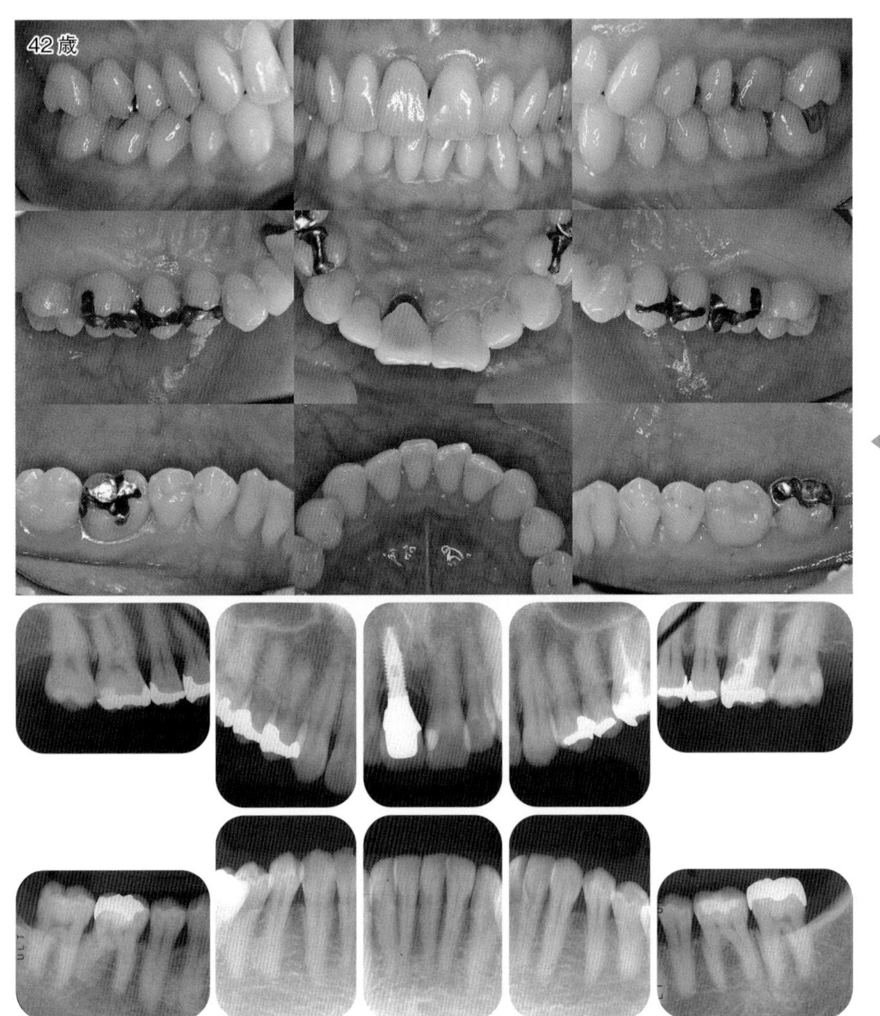

良好な経過

初診から11年以上経過しましたが，現在までは大きな問題を生じていません．1|はインプラントとなりました．

本症例は，刺激時唾液分泌量は少なかったものの，口腔乾燥は訴えておらず，またカリエスリスクも高くない状況であったため，キシリトールガムの使用と定期的なプロフェッショナルケアで齲蝕はうまくコントロールされています．唾液分泌量が少なく，細菌叢の変化を助長する可能性もあるので，飲食回数が増えないように注意しなければなりません．

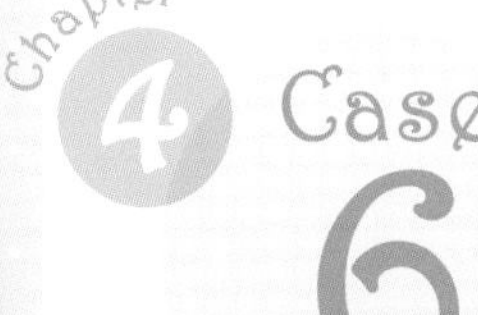

Case 6 シェーグレン症候群

シェーグレン症候群は自己免疫疾患で，唾液分泌量が重度に抑制されていることがあります．唾液による再石灰化に必要なカルシウムイオンの供給を望めないため，カルシウムイオンなどを局所に供給してくれるような製品を使用する必要があります．

Case 6 全身疾患によりハイリスクとなった患者さん

患者情報

- 初診時27歳，女性
- 初診日：2001年8月10日（15年4カ月経過）
- 主訴：左上（|8）の親知らずが痛い
- 全身的既往歴：シェーグレン症候群（メインテナンス中断中に診断）

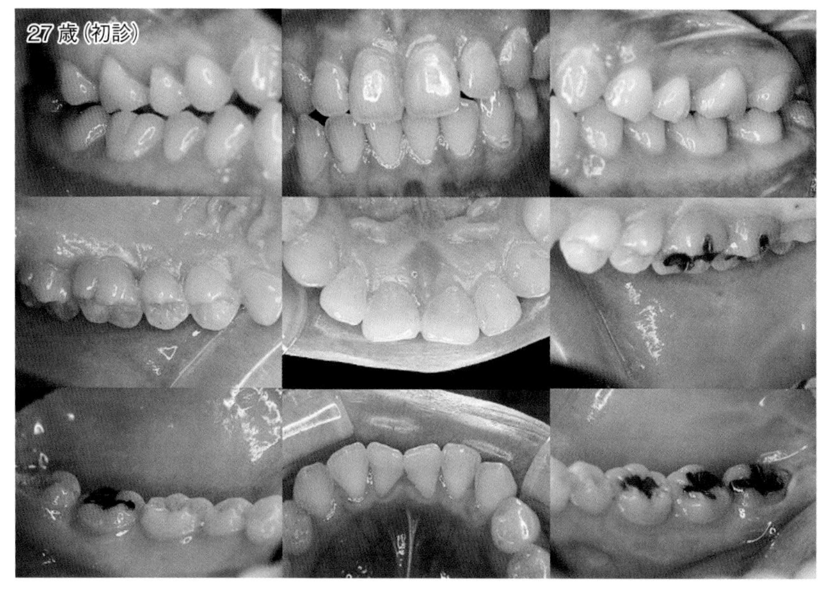

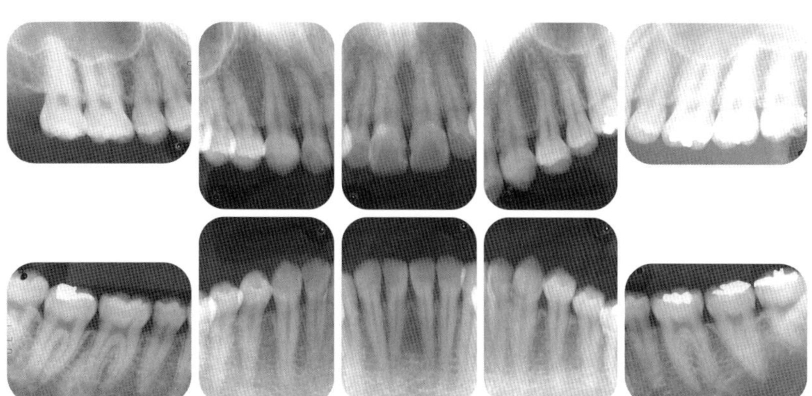

27歳の初診時の状態

それほど大きな口腔内の破壊は起こっていません．

カリエスリスク検査の結果

刺激時唾液の分泌量が0.4mL/分と非常に少ない状態です．SMスコアも高めであったため，キシリトールガムを使ってもらうようにしました．しかし，治療が終わると来院が途絶えてしまいました．

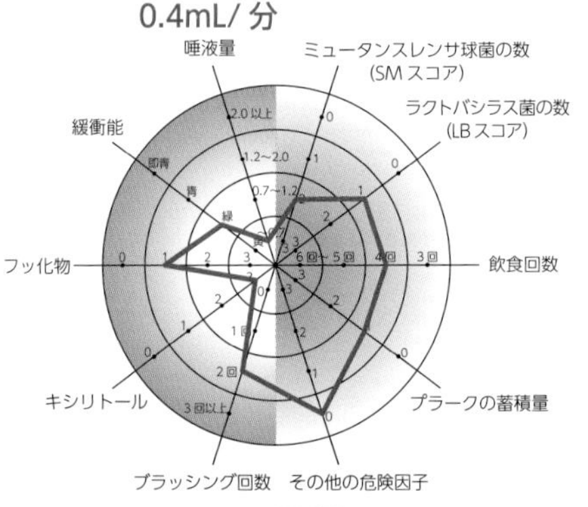

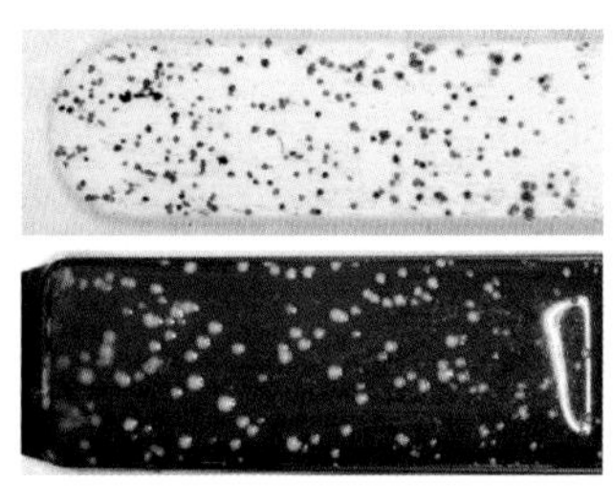

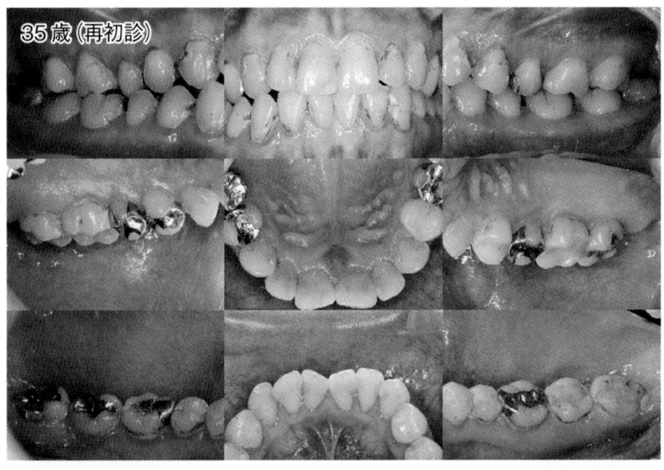

8年ぶりの来院

その後，メインテナンスにまったく応じないまま，8年ぶりに齲蝕の治療を主訴に来院しました．初診時に検査までして，十分にリスクを説明したはずでしたが，何とも悔しい思いをしました．メインテナンス中断中に，シェーグレン症候群の診断を受けていました．

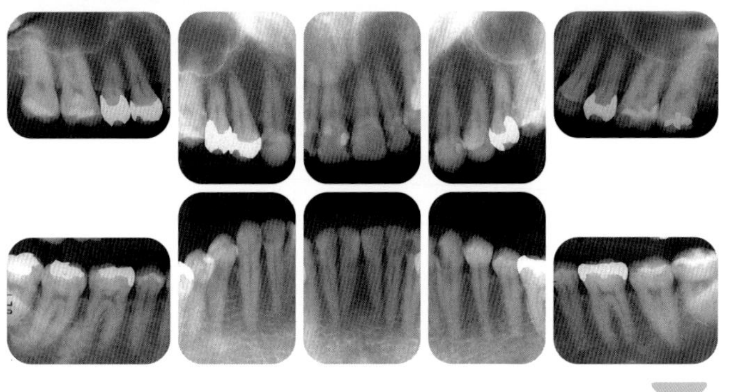

他院で多数の修復治療を受けていました．二次齲蝕も生じています．

メインテナンスには真面目に応じない，齲蝕病変が止まらない……

これだけ齲蝕病変が多発したにもかかわらず，メインテナンスにはきちんと応じてくれません．ついには，下顎前歯にまで齲蝕が多発しはじめました．フッ化物だけでなく，カルシウムイオンを供給してくれる歯磨剤（クリンプロ歯みがきペースト／3M）を使用してもらっています．とりあえず，来院はしてくれているので，何とか短期のメインテナンスにきっちり応じてもらって，修復治療から脱却したいと考えています．

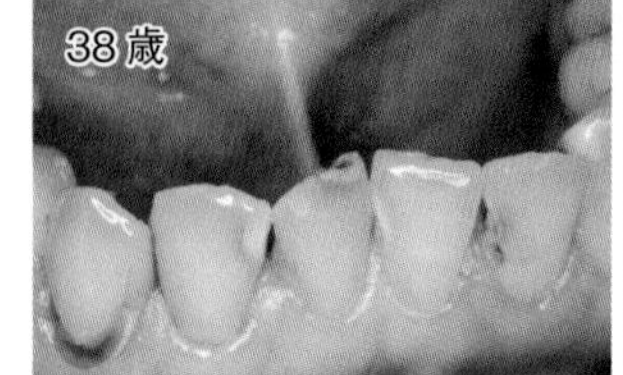

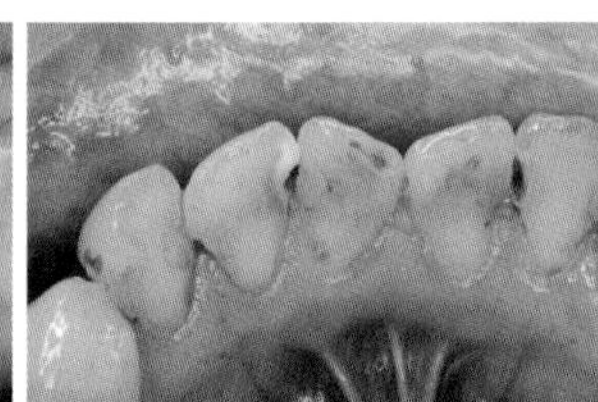

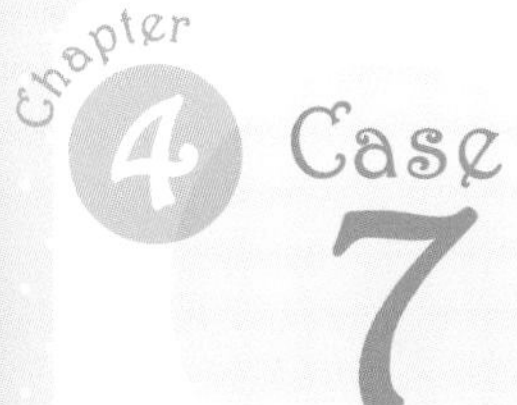

Case 7 根面齲蝕の進行停止

根面齲蝕も初期であれば，再石灰化を優位にして，病変の進行を停止させることができます．ただし，象牙質はエナメル質と異なり有機質の比率が高い歯質であることや，歯髄までの距離が近いことなどを考えると，修復処置を早期に決定することも少なくありません．根面齲蝕を発症するのはほぼ高齢者であり，若年者のように歯髄側からの象牙質の再石灰化はまず期待できません（➡1-7）．適切に治療をせず経過観察をすることに固執していると，大がかりな治療をしなくてはならない状態に発展してしまう可能性もあるので，配慮が必要です．

Case 7 根面齲蝕病変の進行を防いでいる

患者情報

- 初診時57歳，女性
- 初診日：1999年9月10日（22年3カ月経過）
- 主訴：詰め物がとれた（|45 の充塡物脱離）
- 全身的既往歴：特になし

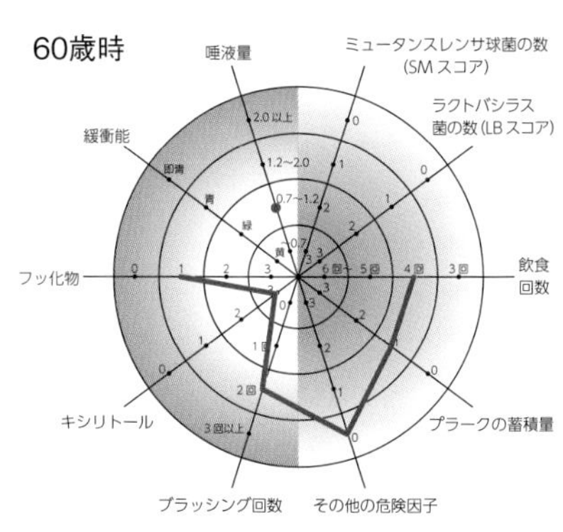

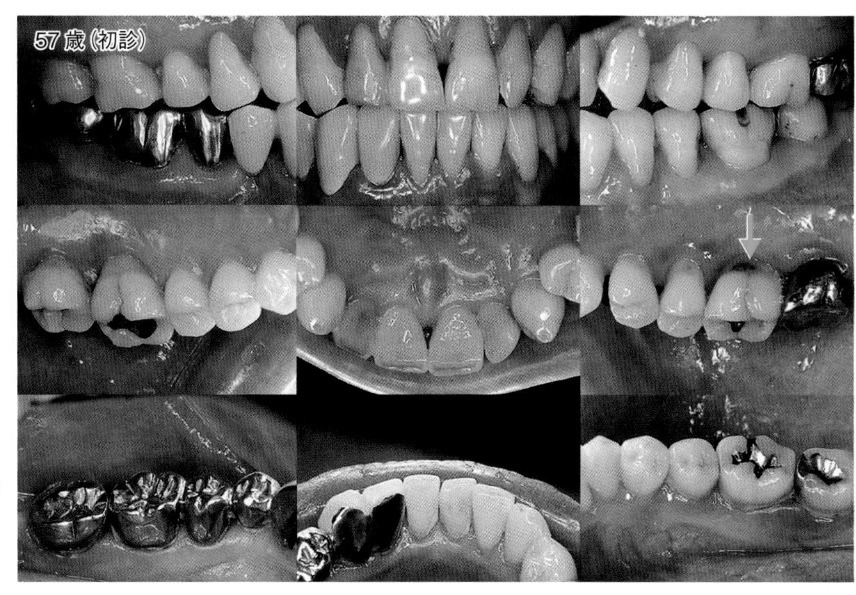

▲
根面齲蝕のある口腔内

57歳の初診時，歯肉退縮による根面露出が目立ちますが，ホームケアは悪くありません．|6 口蓋側根面には齲蝕病変が認められますが（➡），視診，触診から非活動性病変と診断しました．

60歳時に唾液分泌量のみ測定したところ，1.1 mL/分で問題ありませんでした．ホームケアもまずまずの状態で，食生活も適切です．

中等度歯周炎も認められます．歯周治療を行うことで，歯肉が引き締まり，さらに歯肉退縮を起こすことが予想されます．

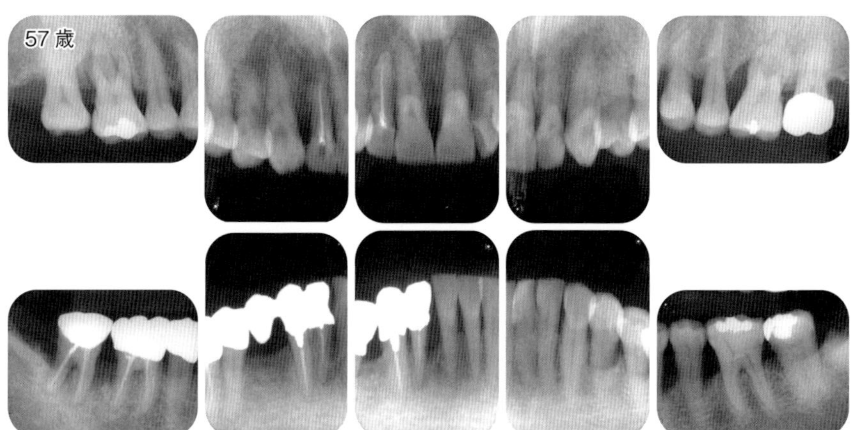

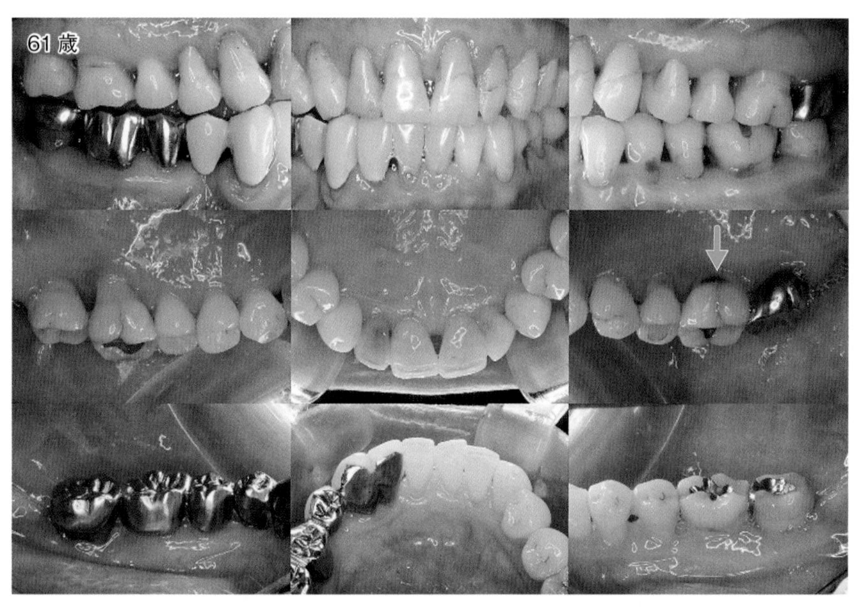

メインテナンスの継続

歯周治療も行い，メインテナンスを継続しています．歯肉は引き締まり，露出根面は面積が広くなっています．|6 口蓋側の病変も変化はありません．

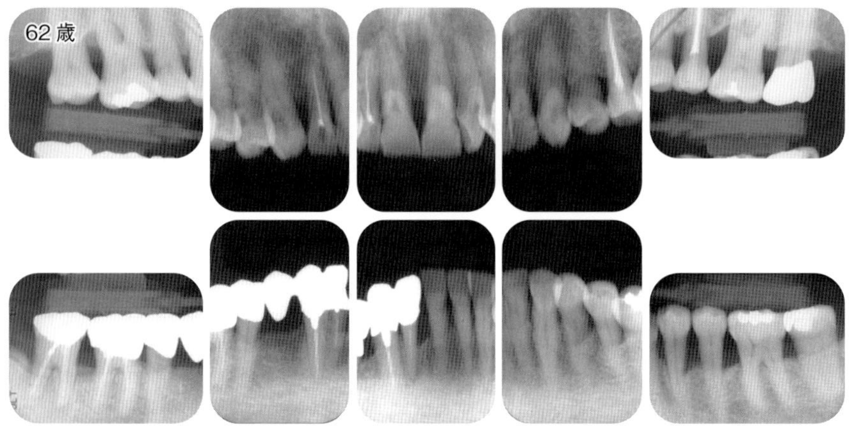

歯槽骨の状態も改善しています．

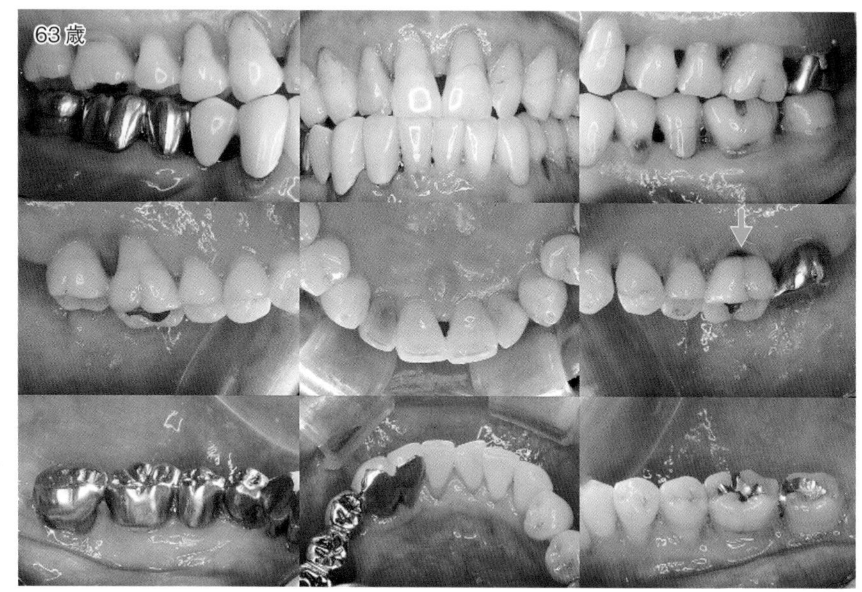

コンプライアンスも良好！

難しい口腔内ですが，患者さんはとても真面目で，うまくホームケアをしています．

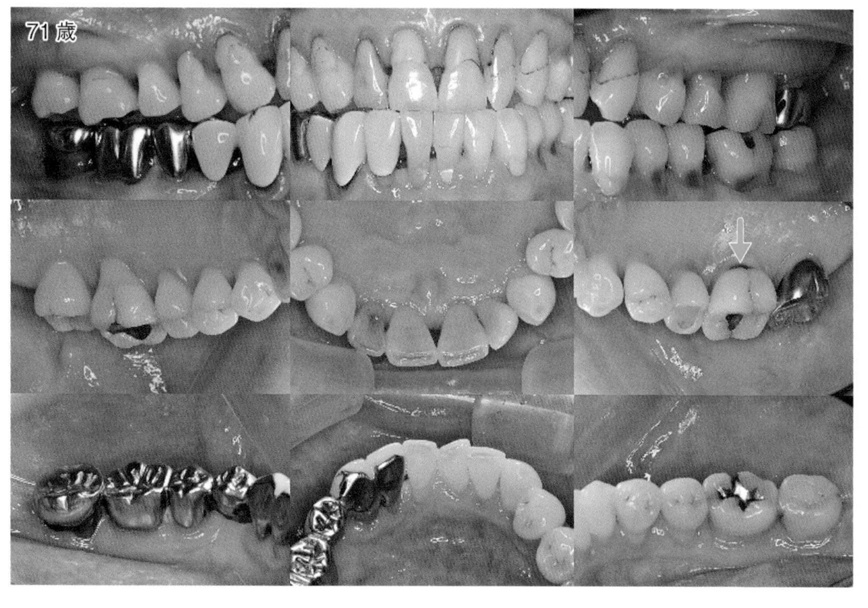

良好な経過

歯頸部のコンポジットレジンが脱離したりしていますが，大きな問題はなく，|6 口蓋側の病変も変化ありません．15年経過後も，充填は必要ない状態を保っています．
病変の進行がみられなかったのには，良好なホームケアが大きく寄与していると考えています．しかし，根面の露出が目立つ口腔内なので，オーバーブラッシングで歯質が削れてしまわないよう注意が必要です．

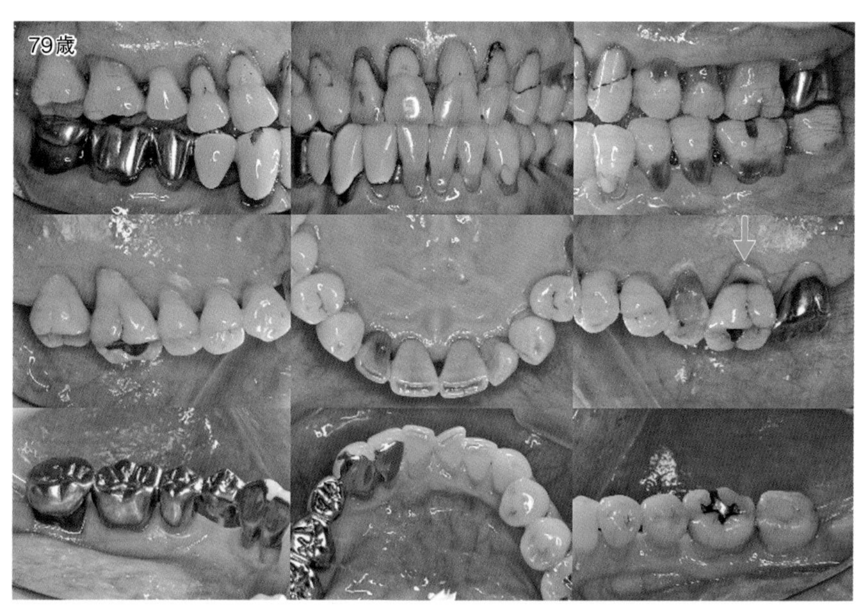

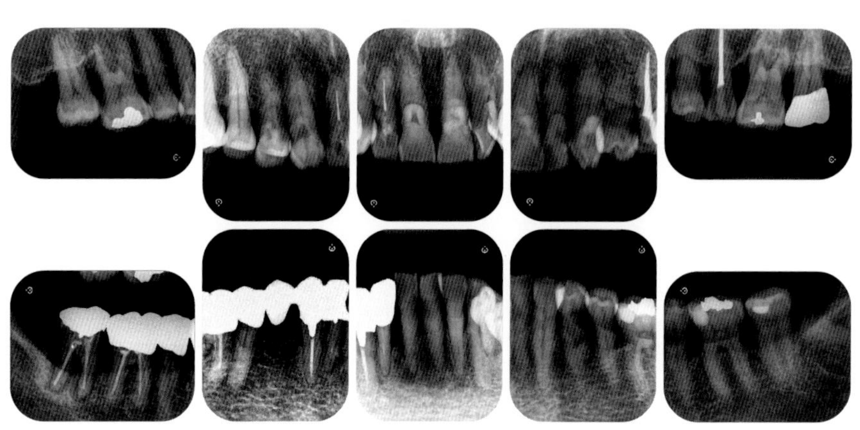

いっそう注意を払って

|6 口蓋側の病変に変化はみられませんが，|2 の唇側歯頸部に二次齲蝕病変が認められたため，充塡処置を行いました．今後，さらに根面齲蝕や二次齲蝕に注意を払ってメインテナンスを継続していかなければなりません．メインテナンス時には，根面にフッ化物バーニッシュを塗布しています．

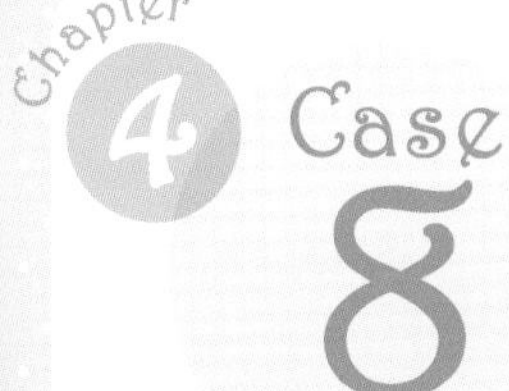

Case 8 ローリスク患者の根面齲蝕

高齢になると，口腔周囲筋の筋力の衰えや，手指の細かい動きが苦手になること，常用薬による唾液分泌量の減少など，口腔内環境を良好なまま保っていくのが難しくなります．このような背景から，カリエスリスクが低いと考えられる患者さんにおいても，齲蝕病変発生の危険性が高まります．また，高齢期の齲蝕病変は歯冠部よりも根面に発生する頻度のほうが高く，特にメインテナンス下では注意深い観察と適切な判断，処置が求められます．

Case 8 歯冠部齲蝕がローリスクでも根面齲蝕は油断できない

患者情報

- 初診時62歳，男性
- 初診日：1993年5月19日（28年経過）
- 主訴：クリーニング希望
- 全身的既往歴：特になし
- その他：甘い物を食べるのが好き

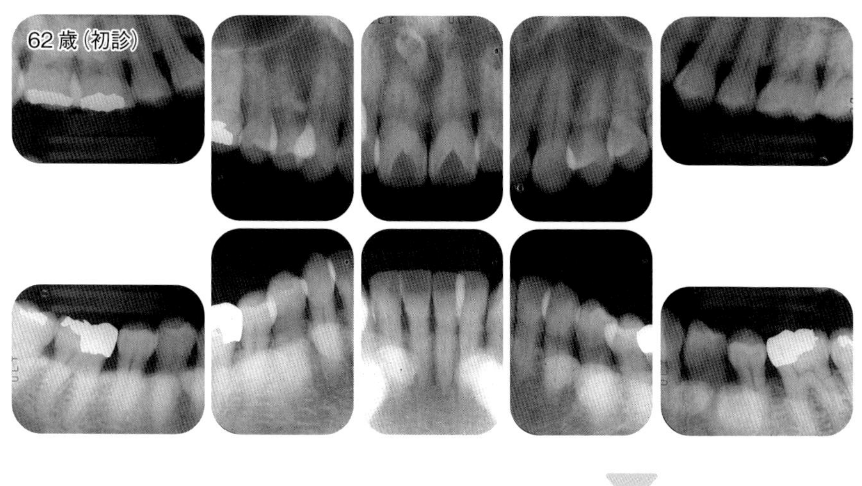

◀ リスクの低い患者さん
年齢のわりには歯の破壊が少なく，カリエスリスクが低いことは容易に推測できます．検査キットを使ったカリエスリスクアセスメントは行っていません．

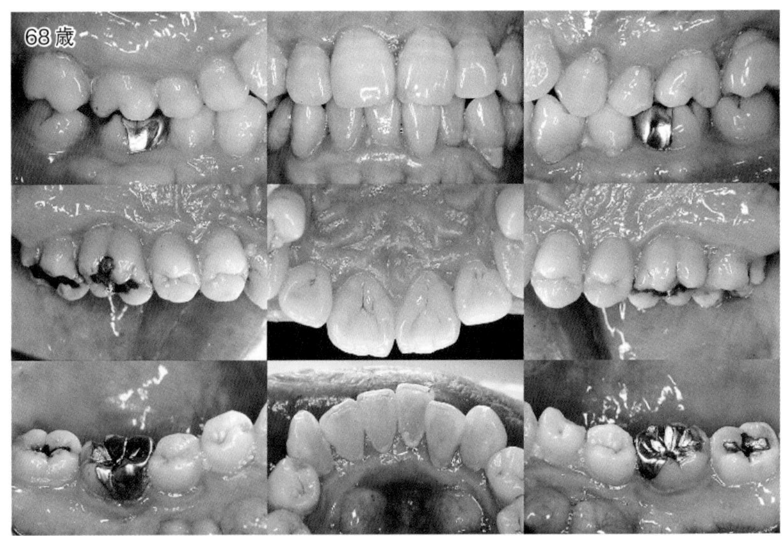

ホームケアは向上しないが……

メインテナンスには来院しますが，ホームケアはなかなか向上しません．甘い物が好きで，よく食べているようです．もって生まれたリスクの低さで，68歳まで不自由なくきた感じです．

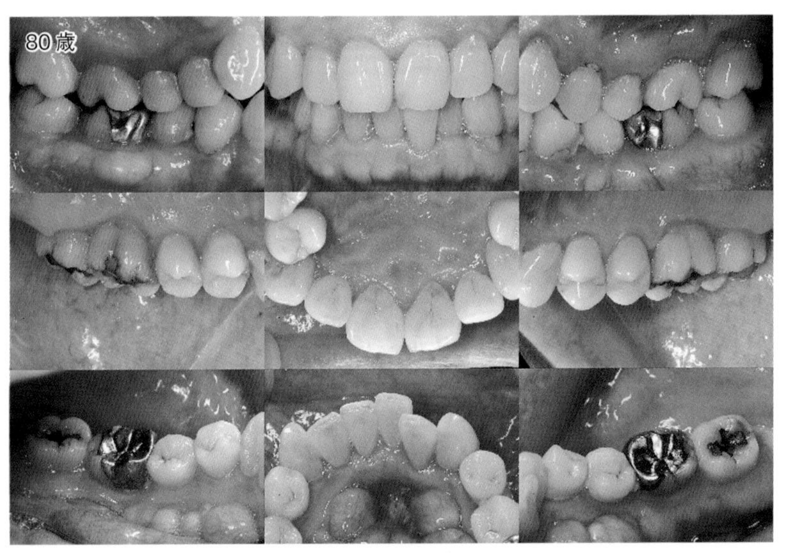

順調な経過

初診から18年経過し，80歳になりましたが，大きな変化は認められません．ここでの最大の課題は，歯頸部，歯間部のプラークコントロールの向上です．メインテナンスはTBI，縁上，縁下のプラーク除去，フッ化物塗布と，ごく一般的な内容を行っています．

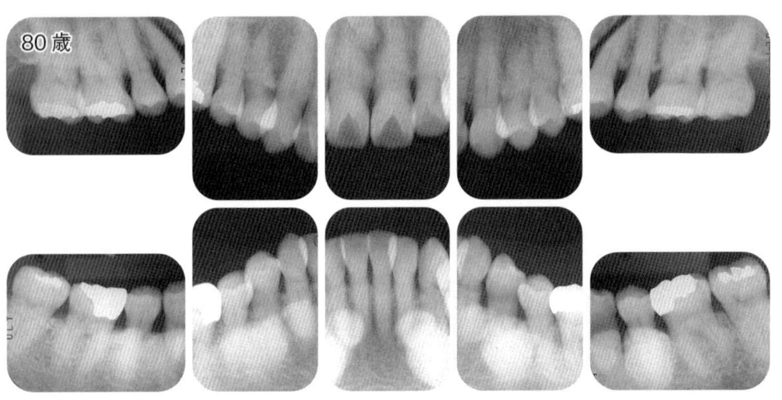

ホームケアがあまいにもかかわらず，齲蝕病変の発生や歯周組織の破壊の進行は認められません．もともとのリスクの低さに助けられているようです．

とうとう発生した齲蝕

初診から21年経過．⌊1 遠心の根面に齲窩が発現しました．80歳で仕事を引退した後，甘い物をダラダラと食べるようになった悪影響が出たようです．エナメル質に病変が生じない条件であっても，根面には齲窩を形成してしまうことがあります．ホームケアの急激な改善は望めないため，メインテナンス間隔を短くしています．

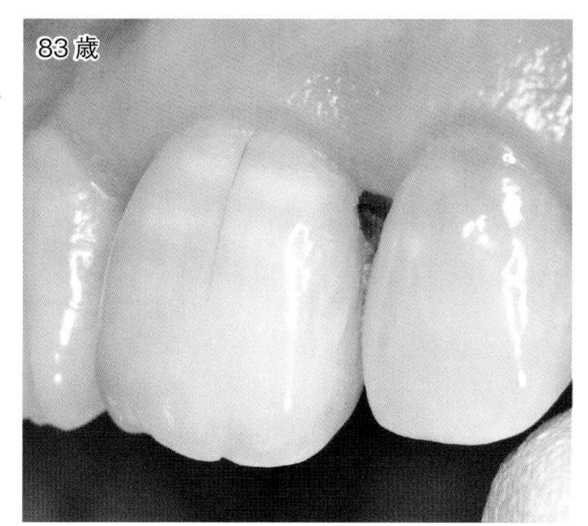

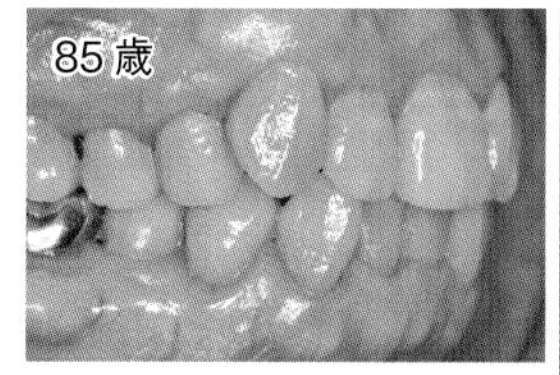

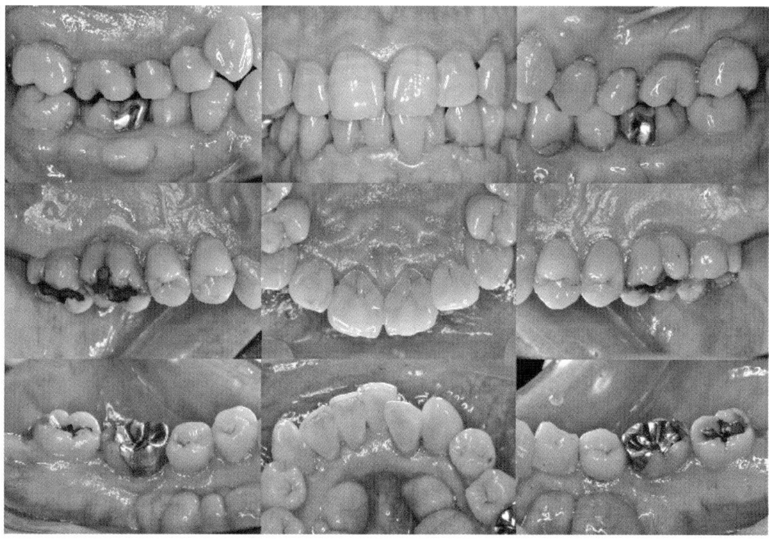

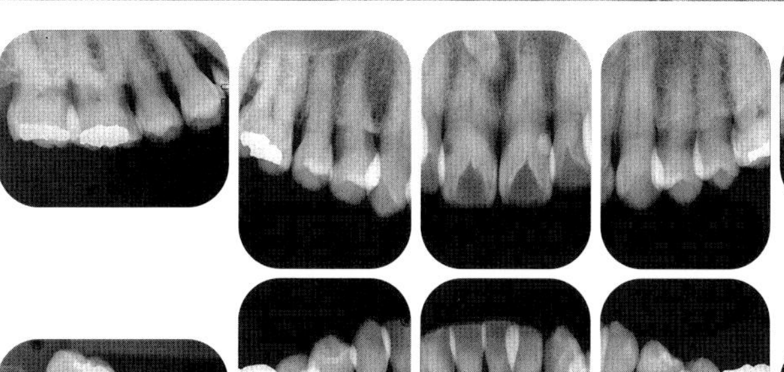

初診から23年経過．反対側の 1⌋ 遠心にも齲窩が生じました．本人が「自分は歯が強い」と思っており，コンプライアンスを得るのが難しい患者さんです．

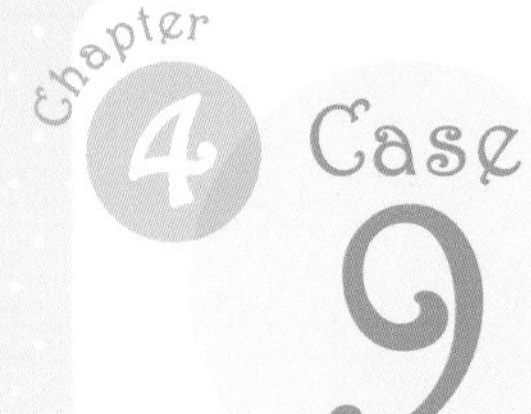

高齢者の齲蝕コントロール

高齢者においては，多くの修復物，補綴物，可撤性補綴物（部分床義歯）や，歯周炎による歯肉退縮，根面露出などにより，非常に複雑な口腔内環境を呈しているのが一般的です．二次齲蝕，根面齲蝕の危険性が非常に高くなる時期で，全身の体調の変化などに合わせてメインテナンスを変えていく必要があります．

Case 9

患者情報

- 初診時74歳，女性
- 初診日：2004年7月3日（14年4カ月経過）
- 主訴：右上奥歯（臼歯部）で噛むと響く．歯ぐきが痛い
- 全身的既往歴：胃炎の薬を服用

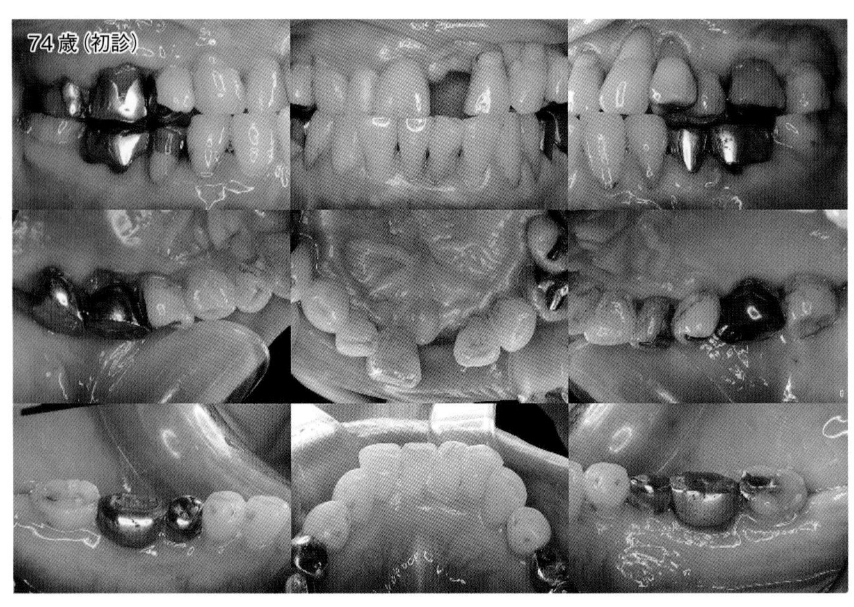

初診時の口腔内

同年代の集団のなかでは，状態のよい方ではありますが，補綴物や歯肉退縮など対応の難しさを感じる口腔内です．

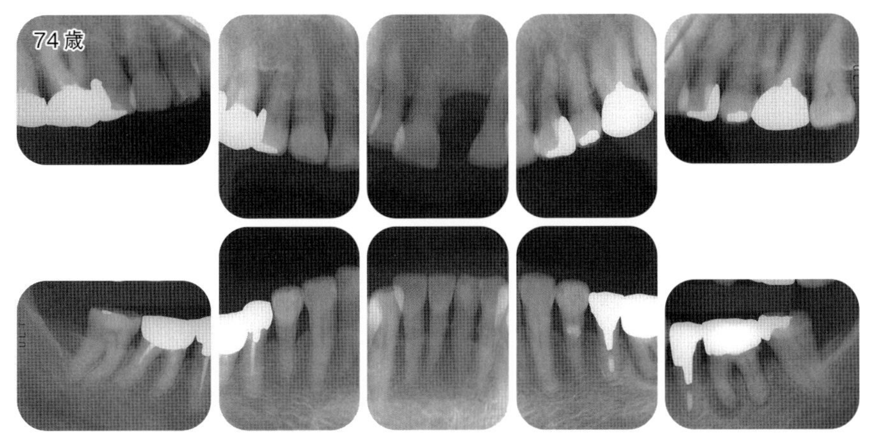

歯周炎や，根尖病変も確認できます．

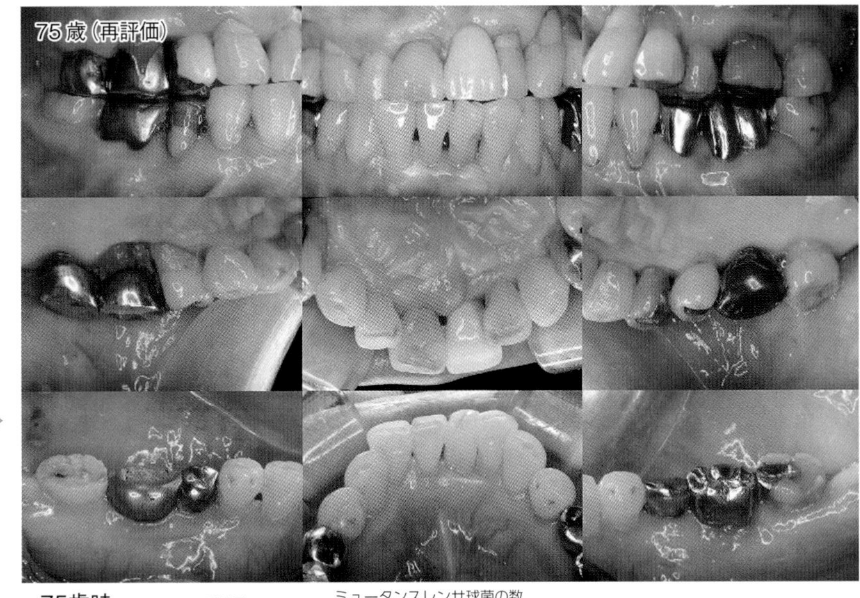

再評価時の口腔内

予定していた治療が完了し，カリエスリスク検査を実施したときの口腔内．⌊1 の欠損部は人工歯を両隣在歯に接着しています．

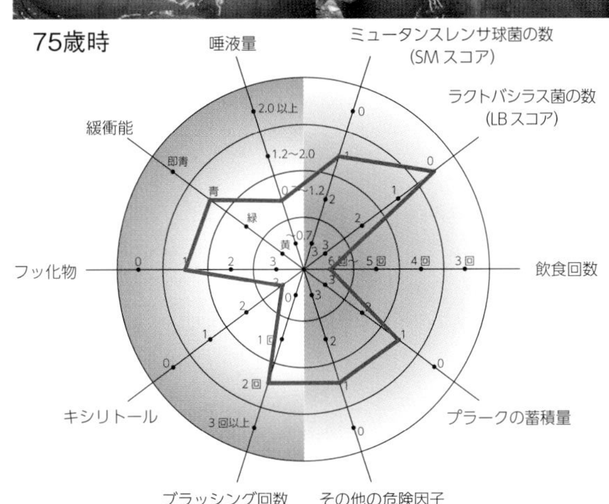

唾液量は0.9mL/分とやや少なめでした．細菌についてはローリスクで，特に対策は立てていません．ただ，ちょこちょこと食べ物をつまんでしまうことがカリエスリスクを高めていました．特に，就寝前にヨーグルトを食べる習慣があったので，夕食時のデザートとしてまとめてもらうようにしました．また，食事はよく噛んで食べていただくようお話しました．

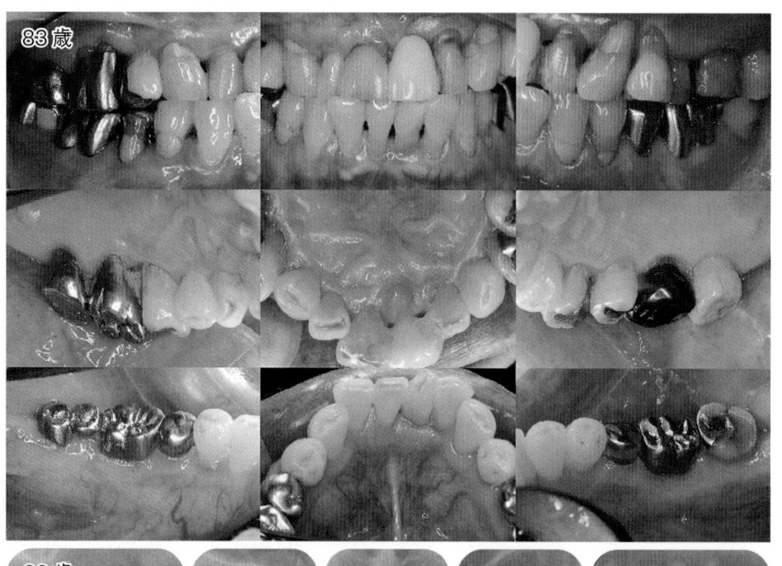

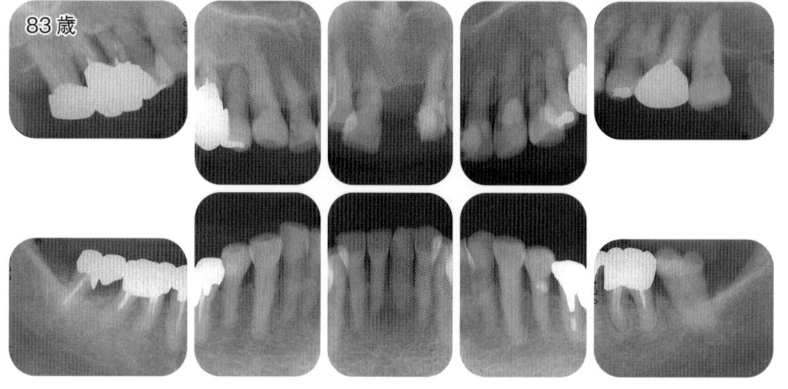

◀ メインテナンス9年経過

食習慣を見直してリスクを軽減し，良好に推移しています．7|近心根は歯根破折のため，分割抜歯しました．補綴物が多いため，今後も，二次齲蝕に注意が必要です．また高齢者の場合，全身疾患などでメインテナンスへの来院ができなくなる可能性があります．

▼

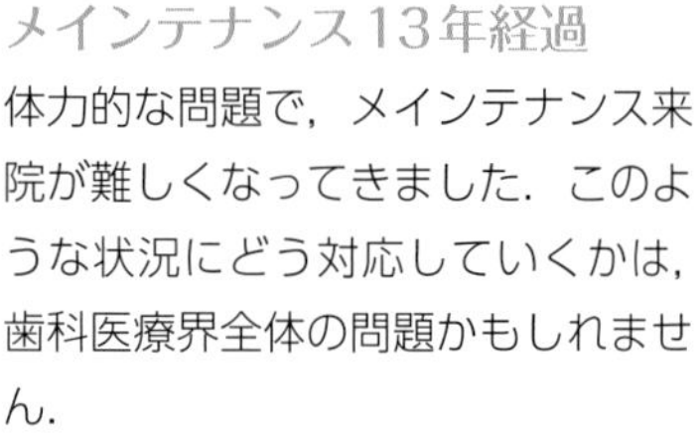

メインテナンス13年経過 ▶

体力的な問題で，メインテナンス来院が難しくなってきました．このような状況にどう対応していくかは，歯科医療界全体の問題かもしれません．

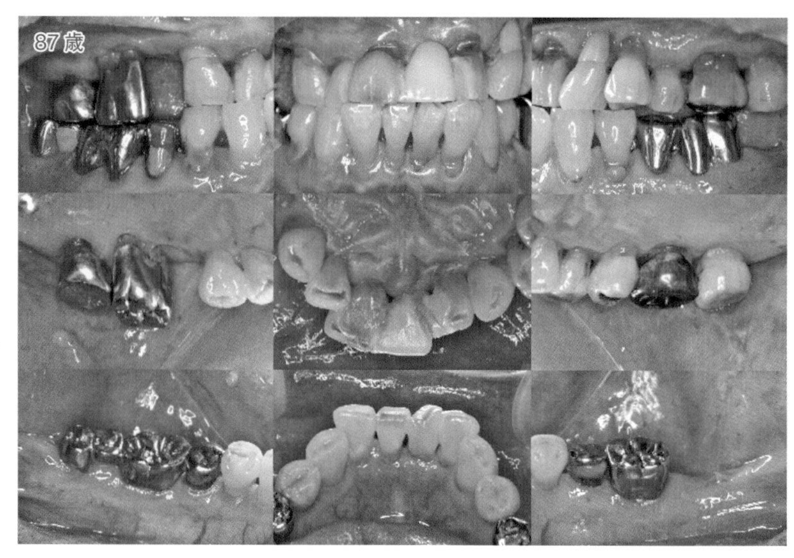

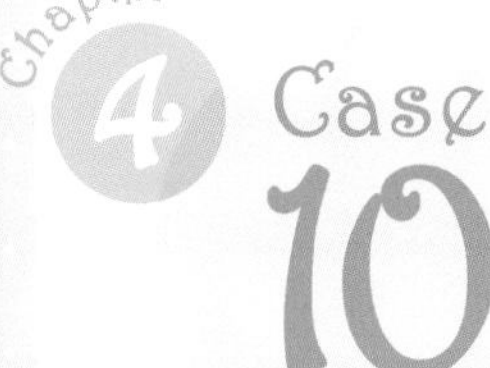

最高のカリエスマネジメント

齲蝕病変の認められない患者さんに対して，私たちは何を提供できるでしょうか？　単純にTBI，フッ化物塗布をして「また何かあったら来てくださいね」で，終わりでしょうか？　本書でお伝えしてきたとおり，齲蝕という疾患は健康との境界がはっきりせず，齲蝕病変が存在していなくても，疾患は存在していないとは言い切れません．すべての人に対して，その人に応じた齲蝕治療があるのです．低年齢の破壊されていない時期からメインテナンス（カリエスマネジメント）をスタートし，継続すれば，まったく健全な状態で人生を送っていくことも不可能ではありません．

Case 10　低年齢児からのカリエスマネジメント

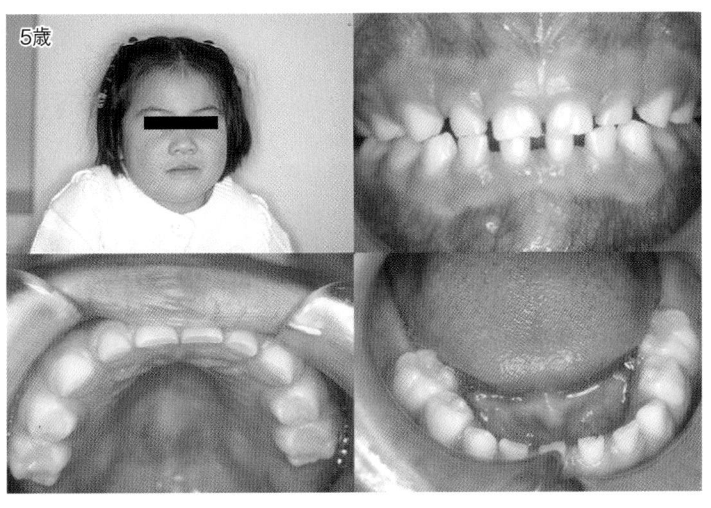

患者情報

- 初診時（4歳，女性）
- 主訴：検診希望
- 初診日：1993年7月23日（27年3カ月経過）
- リスクファクター：特になし

齲蝕経験のない小児患者

4歳時に検診を希望されて来院した女児です．齲蝕経験はまったくなく，ホームケアも悪くありません．このような問題のほとんどない患者さんをメインテナンス下で守りつづけていくことも重要です．当症例では，4カ月ごとのメインテナンスを行いました．

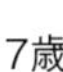

7歳

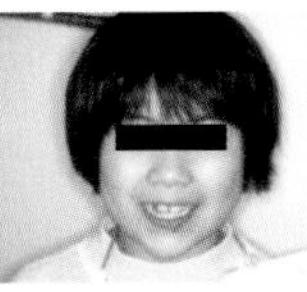

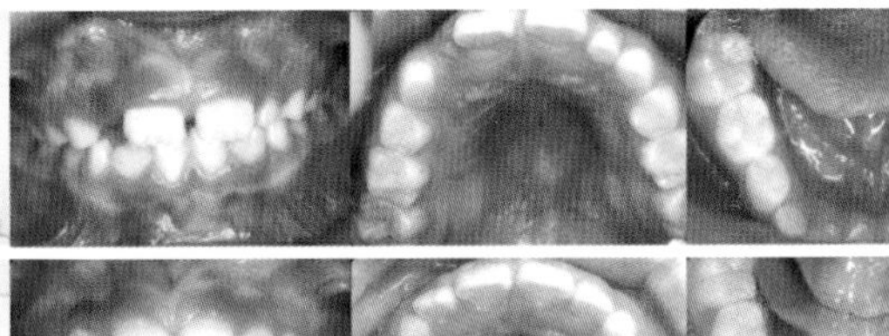

8歳

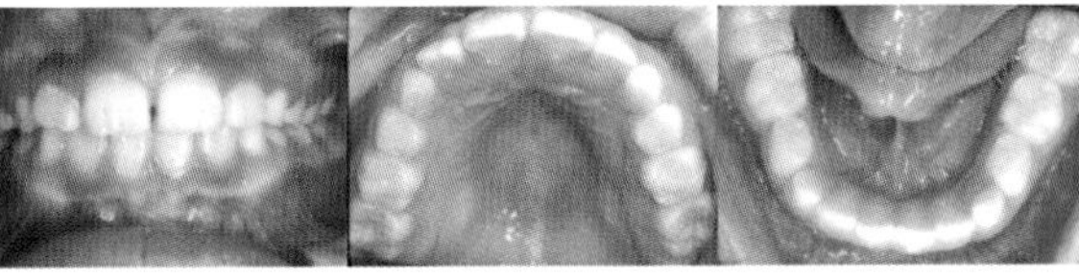

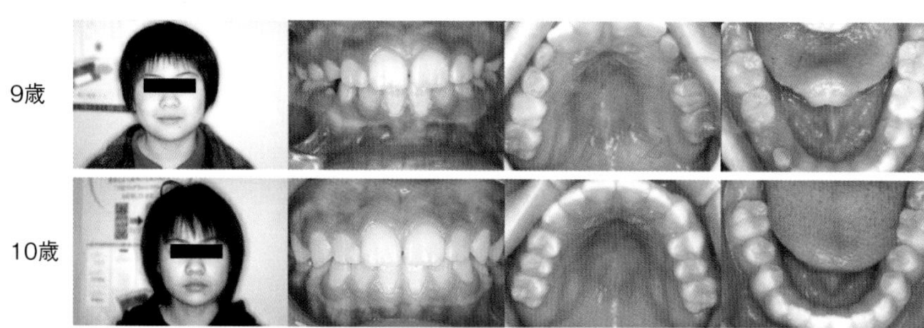

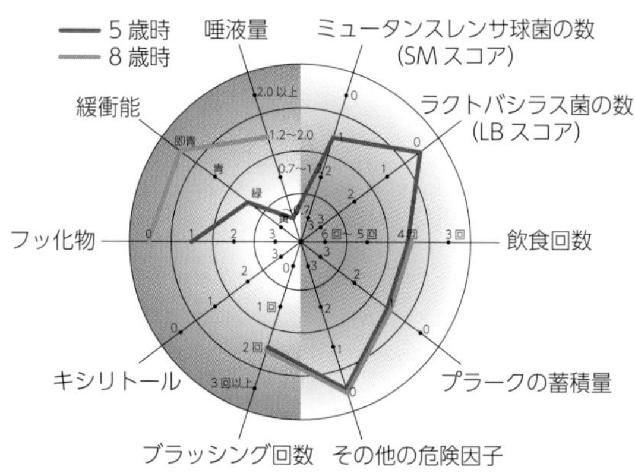

唾液に関するリスクが改善

5歳時に，カリエスリスク検査を実施しました(━)．唾液分泌量が少なく，緩衝能も低かったため，食事をよく噛んで食べるように指導しました．8歳時に，これらの項目のみ再検査し，リスクの改善が確認できました(━)．

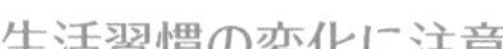

生活習慣の変化に注意

12歳で永久歯列が完成しました．齲蝕病変の発生はなく，歯肉の状態も良好です．しかし，ここがゴールではありません．臨床疫学データ(➡1-4)をみていると，ここから成人するまでが非常に危険な時期であることがわかります．本症例もリスク自体は低いと考えられますが，食習慣など生活背景の変化に注意しながら，4カ月ごとのメインテナンスを継続しました．

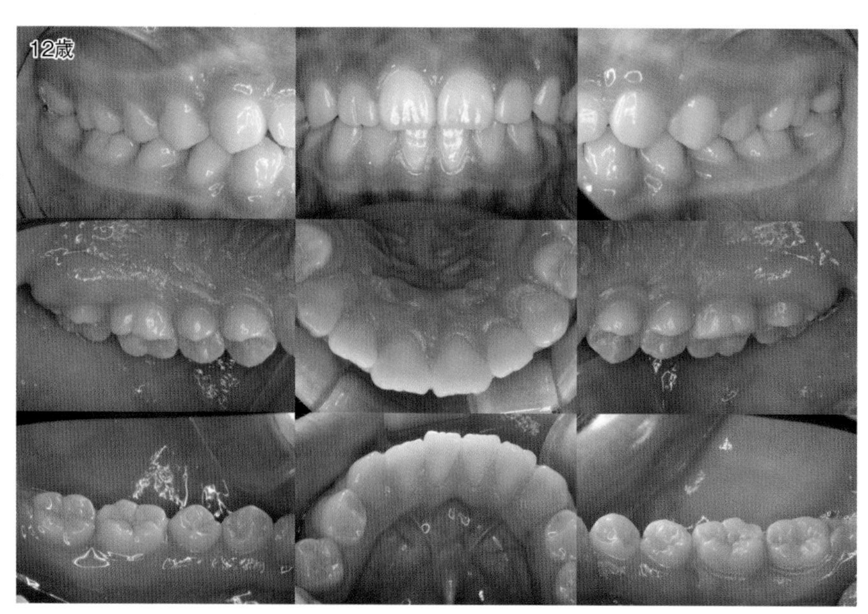

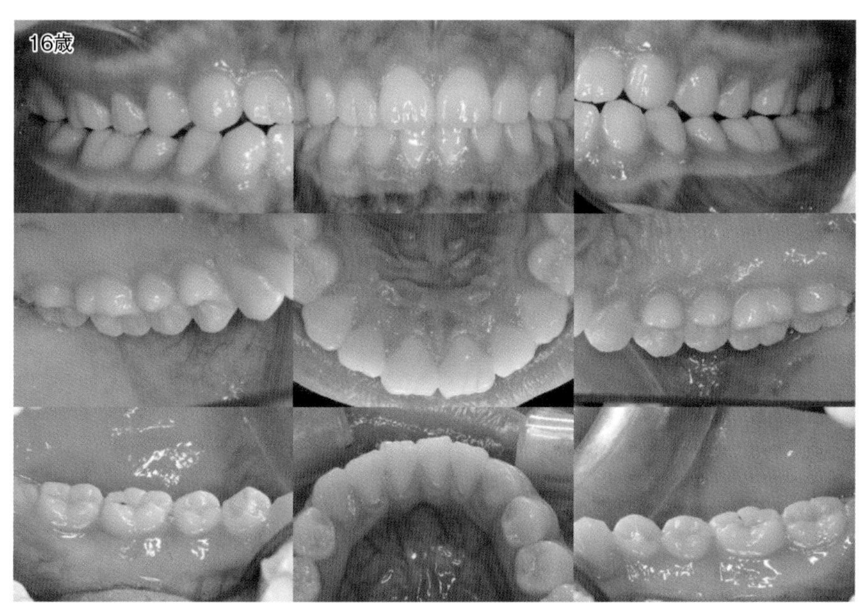

◀ 危険な時期のメインテナンス継続

この年代は，カリエスリスクが高くなる一番危険な時期ですが，生活習慣も乱れず，メインテナンスにも継続して来院し，よい状態を維持しています．

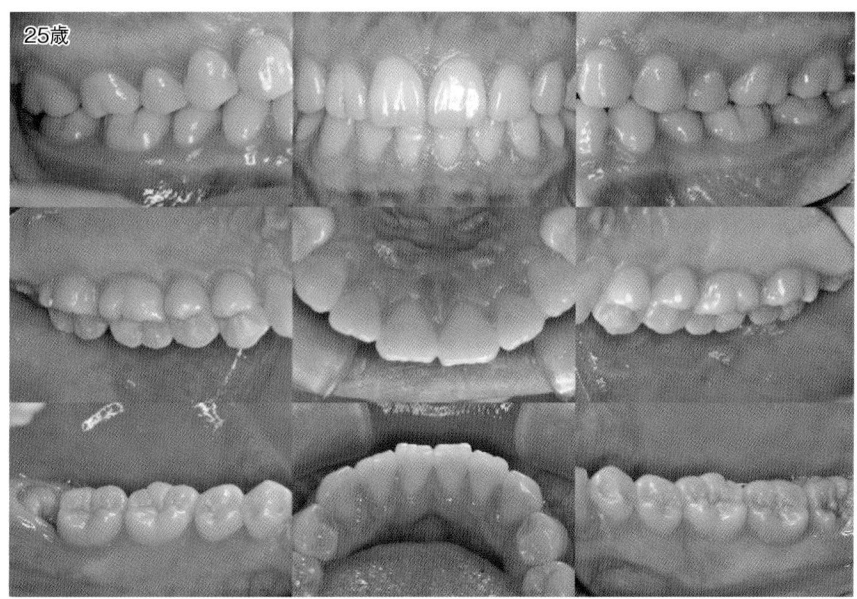

成人を迎えて ▶

危険な時期を乗り越えて，健康な口腔内のまま成人を迎えました．メインテナンス間隔は，6カ月に延長しています．

このままメインテナンスを継続していけば，よほどのことがない限り，この口腔内が崩壊していくストーリーを想像できません．

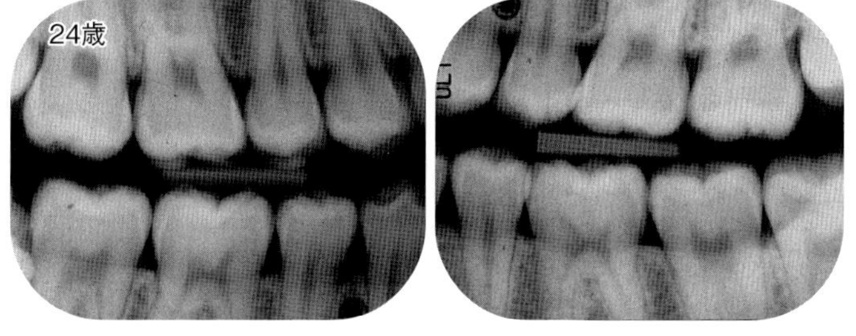

社会人となり，生活環境も変化しましたが，咬翼法X線写真からは異常な所見は認められません． ▶

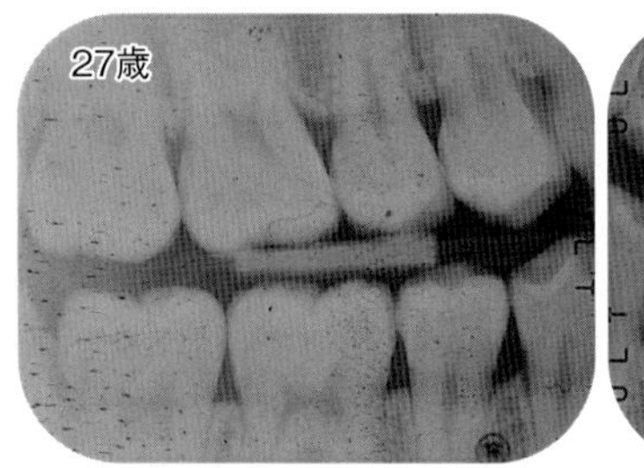

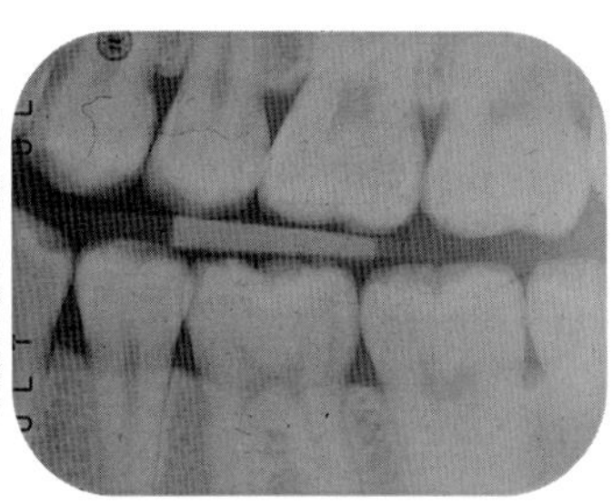

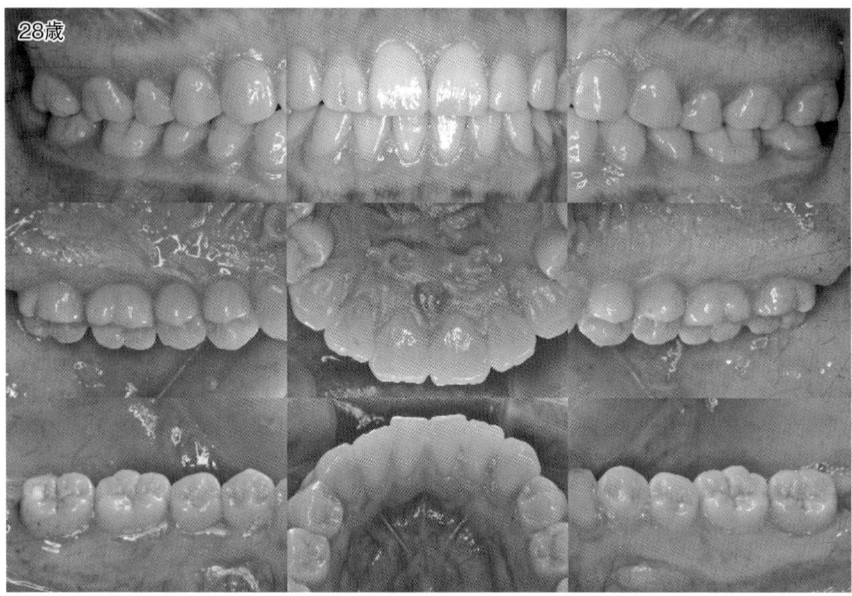

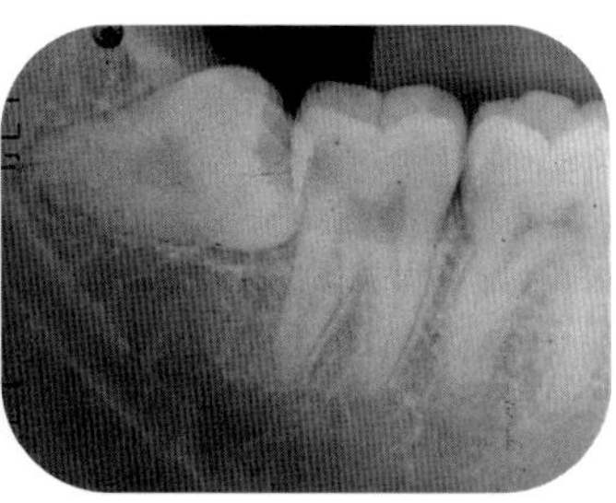

▲

ローリスクだからといって，油断していると……

半埋伏だった8┘は，抜歯したほうがよいとお話ししていたのですが，「仕事が忙しい」とのことで，先のばしになっていました．私のほうにも「ローリスクだから……」という油断がありました．7┘がしみるとのことで，X線写真を撮影してみると，遠心に齲蝕病変が認められました．すぐに8┘を抜歯し，7┘は歯髄への影響を配慮して修復処置を行いました．ローリスクということに流されてしまってはいけないという教訓になりました．

さくいん

【著者略歴】

伊藤　中（いとう　あたる）

1990年　大阪大学歯学部卒業

1993年　大阪府茨木市にて医療法人 伊藤歯科クリニック開業

2010年　大阪大学大学院歯学研究科修了 博士（歯学）取得

2011～2016年　大阪大学歯学部臨床准教授

［所属学会］

日本ヘルスケア歯科学会

日本歯科保存学会

日本歯内療法学会

日本総合歯科学会

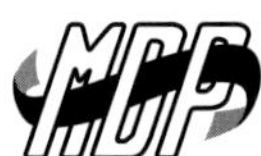

本書は『月刊デンタルハイジーン別冊 歯科衛生士のためのカリオロジー』（2015年発行）を底本に，一部修正・加筆をし，書籍として発行したものです．

月刊デンタルハイジーン別冊傑作選
歯科衛生士のための
カリオロジー　ISBN978-4-263-46323-9

2015年11月25日　月刊デンタルハイジーン別冊発行
2022年2月25日　月刊デンタルハイジーン別冊傑作選　第1版第1刷発行
2023年11月20日　月刊デンタルハイジーン別冊傑作選　第1版第2刷発行

著者　伊藤　中
発行者　白石泰夫
発行所　医歯薬出版株式会社

〒113-8612　東京都文京区本駒込1-7-10
TEL.（03）5395-7636（編集）・7630（販売）
FAX.（03）5395-7639（編集）・7633（販売）
https://www.ishiyaku.co.jp/
郵便振替番号 00190-5-13816

乱丁，落丁の際はお取り替えいたします．　印刷・真興社／製本・榎本製本